Kohlhammer

Ratgeber im
W. Kohlhammer Verlag

Hermann Delbrück
- *Bauchspeicheldrüsenkrebs*
- *Brustkrebs*
- *Darmkrebs*
- *Magenkrebs*
- *Lungenkrebs*
- *Prostatakrebs*
- *Krebsschmerz*
- *Künstlicher Darmausgang nach Krebs*
- *Plasmozytom/Multiples Myelom*
- *Ernährung für Krebserkrankte*
- *Knochenmark- und Stammzelltransplantation nach Krebs*
- *Non-Hodgkin-Lymphome*
- *Chronische Leukämien*

Peter Reisky
- *Osteoporose*

Gerhard Hiendlmayer
- *Gerinnungshemmer*

Jürgen Claus/Gerhard Blümchen
- *Vor und nach einer Herzoperation*

Tewes Wischmann/Heike Stammer
- *Der Traum vom eigenen Kind*

Ewald Becherer/Adolf Schindler
- *Endometriose*

Freya Reinhard
Jens J. Kirsch

Hämorriden und der kranke Enddarm

Ein Ratgeber

Verlag W. Kohlhammer

Wichtiger Hinweis: Der Leser darf darauf vertrauen, dass Autor und Verlag mit großer Sorgfalt gearbeitet und den medizinischen Wissensstand bis zur Fertigstellung dieses Buches berücksichtigt haben. Bei Angaben von Mengen muss jeder Leser sorgfältig prüfen oder prüfen lassen, dass die gegebenen Hinweise nicht von den tatsächlichen Empfehlungen abweichen. Es wird deshalb empfohlen, von jeglicher Selbstbehandlung Abstand zu nehmen und immer den Behandler des Vertrauens zu Rate zu ziehen. Jede Dosierung oder Anwendung erfolgt auf eigene Gefahr des Benutzers.

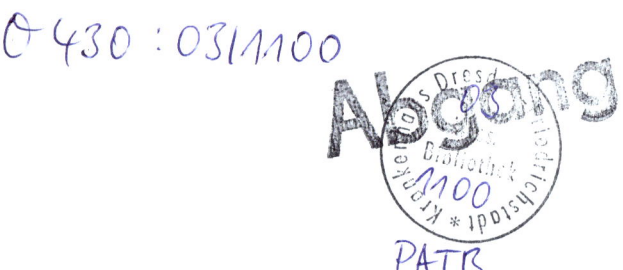

1. Auflage 2003

Alle Rechte vorbehalten
© 2003 W. Kohlhammer GmbH Stuttgart
Umschlag: Data Images GmbH
Gesamtherstellung:
W. Kohlhammer Druckerei GmbH + Co. Stuttgart
Printed in Germany

ISBN 3-17-017587-4

Inhalt

Vorwort

After und Enddarm, ihre Funktion und ihre Produkte erfreuen sich großer Beliebtheit, wenn es darum geht, missliebige Mitmenschen und unangenehme Situationen treffend zu kennzeichnen – auch in der modernen Literatur und Unterhaltung. Im Gegensatz dazu steht der Umgang mit dem eigenen Verdauungs-Endpunkt. Über das eigene Hinterteil reden wir nicht; das ist tabu.

Herzinfarkt, Magengeschwür, Bandscheiben, Krampfadern u. a. – das sind gesellschaftsfähige Krankheiten. Nicht selten sichern sie den Betroffenen sogar ein überdurchschnittliches Interesse, ja fast Anerkennung der Mitmenschen.

Aber bei Hämorriden oder gar bei mangelhafter Stuhlkontrolle verhalten wir uns wie die drei asiatischen Affen: nicht sehen, nicht hören, nicht darüber reden.

Dabei hat jeder zweite Nachbar, jeder zweite Kollege die gleichen oder ähnliche Probleme am Allerwertesten.

Über diesen Widerspruch könnte man mit einem Staunen hinweg- und zur Tagesordnung übergehen, wenn nicht ...

Ja, wenn nicht zunächst geringe und nur lästige Störungen sich zu größeren Beschwerden und lebensbedrohlichen Problemen entwickeln. Die kosten dann nicht nur Geld und Zeit, sondern Lebensqualität und Schmerzen.

Wir erleben dies seit vielen Jahren jeden Tag. »Ja, hätte ich
doch ...«, hören wir dann.
Deshalb möchten wir mit diesem Büchlein dazu beitragen, ein
wenig von diesem Tabu abzubauen und mit falschen Vorstellungen aufzuräumen. Vor allem liegt es uns am Herzen, all
denjenigen Mut zur Selbsthilfe und zur Vorbeugung zu machen, die möglichst gar nicht erst krank werden wollen und
die gern bis ins hohe Alter mit Freuden ihr »stilles Örtchen«
genießen wollen. Mögen wir Erfolg haben!

Mannheim, Januar 2003   Freya Reinhard
                                               Jens J. Kirsch

Einführung

Ob Napoleon Bonaparte tatsächlich die Schlacht bei Waterloo verlor, weil er in Folge eines akuten Hämorridalanfalls sein Pferd nicht besteigen konnte, steht dahin. Auf jeden Fall zeigt dieser spektakuläre Bericht die Bedeutung des Enddarms für unser Wohlbefinden und unsere Leistungsfähigkeit. Auch wissen wir heute, dass die ägyptischen Gottkönige, die Pharaonen, – einen fachkundigen Afterarzt – den »Wächter des göttlichen Anus« – in ihren Diensten hatten. Auch über Enddarmprobleme historischer Prominenz ist uns einiges bekannt: Julius Cäsar und Martin Luther waren betroffen. Zar Peter III. – der bedauernswerte Ehemann Katharinas der Großen – soll nach dem amtlichen Bulletin angeblich an den Folgen eines Hämorridalanfalls gestorben sein – medizinisch wohl kaum möglich. König Ludwig IV. von Frankreich musste sich 1686 von dem Chirurgen Felix an einer wohl recht einfachen Afterfistel operieren lassen – übrigens gegen ein mehr als fürstliches Honorar. Viele seiner Höflinge erwiesen ihrem König anschließend dadurch ihre Reverenz, dass sie sich ohne medizinischen Grund in gleicher Weise traktieren ließen. Medizingeschichtlich ist darüber hinaus nichts bekannt über Häufigkeit und Verbreitung von Enddarmerkrankungen. Fest steht wohl nur, dass sie kein Privileg der höheren Stände waren.

Obwohl nur in wenigen Ländern Krankheitsstatistiken geführt werden, gelten aufgrund von gezielten Erhebungen für die westlichen Industrieländer heute folgende Zahlen als fundiert:

- 25–30% aller Bewohner leiden an Hämorriden; etwa 70% aller Erwachsenen haben mehr oder weniger oft proktologische Beschwerden.
- 10 von 100.000 Einwohnern erkranken jährlich neu an der Crohn'schen Krankheit oder an der geschwürigen Dickdarm- und Mastdarmentzündung (Colitis ulcerosa).
- 10% aller bösartigen Geschwülste entstehen im Dick- und Mastdarm. Sie gelten damit als eine der häufigsten Krebserkrankungen und Krebs-Todesursachen.

Den Grund dafür, warum gerade wir Menschen mit diesen Problemen konfrontiert werden – aus der Tiermedizin sind ähnliche Häufigkeiten nicht bekannt –, kennen wir heute letztlich immer noch nicht. Im Gegensatz zu früher aber wissen wir heute, dass z.B. Hämorriden keine Krampfadern sind und nichts mit Lebererkrankungen zu tun haben. Sicherlich spielt unsere gegenüber früheren Jahrhunderten (und anderen Völkern) sehr viel faserärmere Ernährung eine große Rolle; allein in den vergangenen 150 Jahren ist der statistische Verbrauch an Faserstoffen um 50% zurückgegangen. Dieser Mangel an Ballaststoffen lässt offensichtlich den komplizierten und damit störanfälligen Enddarm leiden. Nachweislich haben Populationen mit einer vor allem pflanzlich ausgerichteten Nahrung erheblich weniger Probleme mit dem letzten Teil ihres Verdauungstraktes. Dass unsere Toilettenanlagen zwar hygienisch und vor allem sehr bequem sind und damit zu langen Sitzungen einladen (Zeitungslesen, Kreuzworträtsel auf dem Klo), spielt ebenfalls eine nicht unerhebliche Rolle. Insofern sind weniger »zivilisierte« Völker sicher besser dran. Letztlich müssen wir aber wohl davon ausgehen, dass der Enddarm – wie viele andere Organe auch – für den aufrechten Gang schlichtweg nicht optimal konstruiert ist. Ob sich dies in den nächsten hunderttausend Jahren ändert, steht dahin.

Über die Zusammenhänge einzelner Krankheiten wissen wir aber heute sicherlich mehr als noch vor hundert Jahren: nicht nur, dass Hämorriden keine Krampfadern des Afters sind! Wir kennen den engen Zusammenhang zwischen einem Abszess am After und der dann praktisch immer zurückbleibenden Analfistel, wenn sie auch manchmal erst nach Monaten auftritt. Daraus ergibt sich eine – leider nur chirurgische – Therapie. Ein so genannter »Afterriss« ist ein gutartiges Geschwür, das – früh genug erkannt – meist ohne Operation ausheilen kann. Glücklicherweise wissen wir heute auch, dass Darmkrebs kein unabwendbares Schicksal mehr ist: frühzeitig erkannte Vorstadien – Polypen – werden heute ambulant entfernt. Daraus ergibt sich der Sinn von Früherkennungsmaßnahmen. Wenn jeder von uns die gesetzliche »Vorsorge« (eigentlich Früherkennung) in Anspruch nähme, müssten nicht jedes Jahr über 30.000 Menschen in Deutschland an Darmkrebs sterben.

Aber wir begreifen auch immer mehr die Ursachen der chronischen Verstopfung, des Reizdarms und einer mangelnden Stuhlkontrolle. In den letzten Jahren wurden diagnostische Verfahren in Spezialinstitutionen entwickelt, die eine wesentlich gezieltere Behandlung und damit Heilung der Betroffenen ermöglichen: Transitzeitbestimmung, Ultraschall, Magnetresonanz, Defäkogramm, um einige Schlagworte zu nennen. Daraus ergeben sich heute eine Vielzahl von therapeutischen Ansätzen, die gegenüber früher jetzt eine gezielte und individuelle Hilfe, ja Heilung ermöglichen. Seien es spezielle Verhaltensänderungen bei der Ernährung, beim Stuhlverhalten, in der Freizeit. Sei es der Einsatz bestimmter Medikamente oder Trainingsverfahren (»Enddarm-Biofeedback«) oder auch neuere Operationsverfahren – wenn anderes nicht mehr hilft.

Dass eine allumfassende Diagnostik, eine kompetente Beratung und eine gezielte konservative oder auch operative Therapie spezieller Kenntnisse, Erfahrungen und Fertigkeiten bedarf, sollte auch in Deutschland allmählich erkannt werden. Leider ist dies immer noch nicht der Fall. Es gibt offiziell keinen »Facharzt für Enddarmleiden« (Proktologe)! Warum? Vielleicht wollen auch Ärzte – wie die meisten Menschen – diesen Körperbereich tabuisieren. So ist bei Enddarmbeschwerden heute immer noch am verbreitetsten die Selbstbehandlung mit Salben und (unwirksamen) Zäpfchen. Jeder zweite Patient wendet sich noch nicht einmal an den Hausarzt, sondern versucht nach mehr oder weniger kompetenter Beratung durch einen Apotheker, sein Leiden selbst zu beseitigen. Vorübergehend mag das helfen, auf Dauer kann das lebensgefährlich sein.

Aber auch für spezielle Untersuchungen und Behandlungen gibt es leider in Deutschland immer noch keine ärztlichen Qualitätsnormen. So kann jeder Arzt heute – hält er sich selbst für ausreichend qualifiziert – proktologische Diagnostik und Therapie betreiben. Die Folgen für die Gesundheit des Einzelnen und die finanzielle Belastung von Krankenkassen und Versicherungen sind seit Jahren bekannt.

Und damit stellt sich für den Patienten die Frage: Wo finde ich einen kompetenten Arzt – einen Proktologen oder Koloproktologen?

Proktologen sind Ärzte, die sich auf Enddarmleiden spezialisiert haben; Koloproktologen zusätzlich auf Erkrankungen des darüber liegenden Dickdarms, des Kolons.

Prokton ist übrigens ein altgriechisches Schimpfwort – vergleichbar dem deutschen »Arschloch«.

Um dieser Not der Betroffenen abzuhelfen, haben sich in Deutschland mehrere hundert Spezialisten im »Berufsverband der Coloproktologen Deutschlands e.V.« zusammengeschlossen. Er nimmt nur Ärzte auf, die ihre Qualifikation schriftlich und mündlich nachgewiesen haben und sich gleichzeitig verpflichten, sich auf diesem speziellen Gebiet ständig fortzubilden:

Berufsverband der Coloproktologen Deutschlands e.V.
Prinzregentenstrasse 121 . 81677 München
Telefon: 0 89/4 70 82 79 . Fax: 0 89/4 70 18 09
Email: info@coloproktologen.de
www.coloproktologen.de oder www.proktologen.de

Interessierte Patienten – und solche, die es nicht werden wollen – erhalten dort Name und Adresse eines kompetenten Proktologen in ihrer Nähe.
Ein schönes Hinterteil befriedigt ja nicht nur ästhetische (auch erotische) Bedürfnisse. Der tägliche unbeschwerte Stuhlgang, das Gefühl, auch an dieser verborgenen Stelle schön und gesund zu sein, trägt zum Lebensgefühl erheblich bei. Wir sollten unseren Enddarm deshalb nicht so lange vernachlässigen, bis er uns Probleme bereitet. Vieles kann man tun, um sich dieses positive Lebensgefühl bis ins hohe Alter zu bewahren.
Möge dieses »Popo-Büchlein« Ihnen, den Lesern, Anregung geben und Mut machen.

Aufbau und Funktion des Dickdarms und des Enddarms

Aufbau

Der untere Abschnitt des menschlichen Verdauungssystems ist der Dickdarm und dessen letzter Teil der Enddarm (Abb. 1).

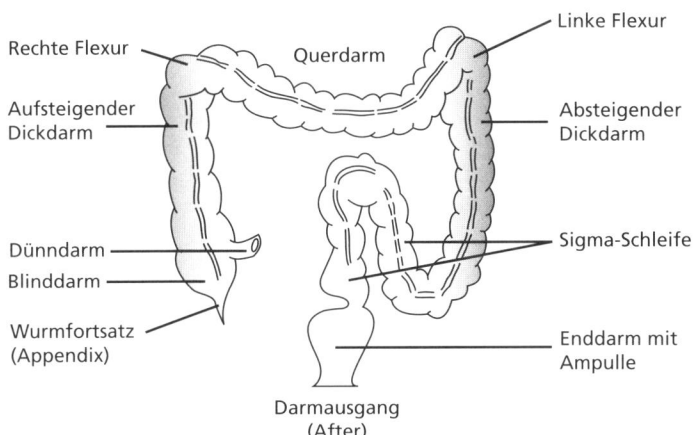

Abbildung 1: Der Dickdarm und seine einzelnen Abschnitte.
Der Enddarm besteht aus Ampulle (Mastdarm = Rektum) und Analkanal (s. auch Abb. 2).

Der Dickdarm hat einen girlandenförmigen Verlauf. Er beginnt im rechten Unterbauch, dort, wo der Dünndarm in den Dickdarm übergeht. Hier befindet sich auch der Blinddarm, an dem der Wurmfortsatz (Appendix) sitzt. Der Dickdarm steigt auf der rechten Seite bis unter die Leber auf, dort ist er mit seiner rechten Ecke (Flexur) aufgehängt. Der bogenförmig durchhängende Querdarm geht dann über zur linken Ecke und ist dort wiederum aufgehängt in der Nähe der Milz. Je nach Länge und Füllungszustand kann der Querdarm bis in den Unterbauch durchhängen. Der absteigende Dickdarm bildet dann im linken Unterbauch eine S-förmige Schlinge, den S-Darm oder das »Sigma«. Danach folgt der Enddarm am Ende des Sigmas in der Kreuzbeinhöhle. Er ist 16–19 cm lang. Er dient vor allem als Speicher: die sehr dehnbare Ampulle. Hier sammelt sich der Stuhl vor der Entleerung. Den Abschluss bildet der Analkanal, der – bei einer variablen Länge von 2–5 cm – mit der äußeren Afteröffnung endet. Dieser Analkanal funktioniert als Ventil: er öffnet sich je nach Bedarf und lässt dabei Stuhl oder Winde hindurchtreten (Abb. 2).

Wichtigster Teil des Afterkanals sind zunächst die manschettenförmig umeinander angeordneten inneren und äußeren Schließmuskeln. Am Ende des Afterkanals beginnt die Haut, die rosettenförmig aus dem Analkanal ausmündet. Die ausgangsnahe Auskleidung des Afterkanals, das so genannte »Anoderm« hat eine wichtige Funktion für die Stuhlkontrolle. Die zahlreichen kleinen Nervenenden in dieser Afterauskleidung ermöglichen es, Winde und Stuhl genau voneinander abzugrenzen.

Der gesamte, als Muskelrohr ausgebildete Darm ist mit Schleimhaut ausgekleidet; sie produziert Schleim. Sie geht erst in der Mitte des Afterkanals in das Anoderm über. Diese Grenze zwischen Schleimhaut und Afterhaut ist nicht gerade, sondern gezähnelt bzw. sägeförmig strukturiert, da sie aus zahlreichen kleinen schwalbennest-artigen Vertiefungen (Analkrypten) und Erhöhungen (Analpapillen) gebildet ist. Die Schleimhaut, also der gesamte Dickdarm bis zu diesem ge-

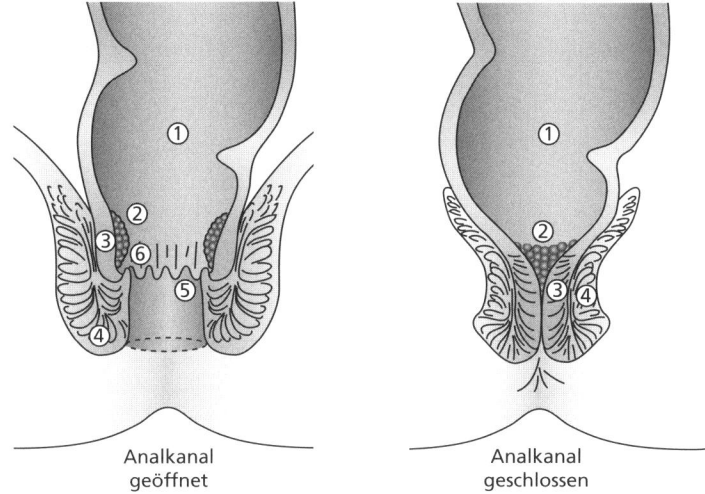

Abbildung 2: Der Analkanal und seine Strukturen (Längsschnitt)
    ① der untere Mastdarm (Ampulle) = Stuhlspeicher
    ② reguläres Hämorridalpolster = Feinabdichtung
    ③ innerer Schließmuskel
    ④ äußerer Schließmuskel
    ⑤ die gezahnte Linie (Linea dentata) = Grenze zwischen Schleimhaut (oben) und Analhaut (unten)
    ⑥ Krypte = Ausmündung einer Afterdrüse

zähnelten Übergang ist schmerzunempfindlich. Deshalb machen sich Darmerkrankungen wie z. B. der Darmkrebs durch Schmerzen sehr selten oder erst in einem sehr späten Stadium bemerkbar. Dagegen sind die letzten zwei Zentimeter des Verdauungstraktes, also das Anoderm hoch sensibel. Erkrankungen des unteren Analkanals sind daher in der Regel äußerst schmerzhaft.
Die Schließmuskulatur allein ist nicht in der Lage, den After dicht zu verschließen. Dies ist nur mithilfe eines ringförmigen Schwammes aus kleinen Blut- und Schlagadern, dem so genannten rekto-analen Schwellkörper möglich. Dieser befindet

sich unter der Schleimhaut, wo der Enddarm in den Schließmuskel übergeht. Dieser »hämorridale Schwellkörper« entwickelt sich im Laufe der Pubertät bei jedem Menschen.
Vergrößert er sich an einzelnen Stellen, so spricht man von
Hämorriden, bei entsprechenden Beschwerden vom Hämorridalleiden.

Funktion

Die Nahrung wird durch die Verdauungssäfte des Magens, der
Bauchspeicheldrüse und der Leber (Galle) in so kleine Be-
standteile zerlegt, dass sie im Dünndarm durch die Darmwand
in das Blut aufgenommen werden können. Die unverdaulichen
Nahrungsanteile – die so genannten Ballaststoffe – gelangen
dann als flüssiger Stuhlbrei in den Dickdarm. Aufgabe des
Dickdarms ist es, durch schubweise Kontraktionen seiner
Muskelelemente den Stuhl weiterzubefördern. Diese Dick-
darmmuskulatur kann sich bei seelischer Anspannung ver-
krampfen. Bei diesem Weitertransport wird dem Stuhlbrei
nach und nach Wasser entzogen, der Stuhl wird also eingedickt (daher »Dickdarm«). Dabei werden gleichzeitig wichtige
Mineralien, z. B. Kalium, rückresorbiert. In der Ampulle wird
sodann der feste Stuhl gespeichert und bei einer entsprechenden Füllung ausgeschieden.
Dieser Vorgang – Transport und Eindicken – schwankt indi-
viduell erheblich: zwischen Nahrungsaufnahme und Entleerung vergehen 36–110 Stunden. Die Funktion des Darms lässt
sich nicht bewusst steuern; dies geschieht durch das vegetative
(unbewusste) Nervensystem. Als normaler Entleerungsrhyth-
mus gelten zwei Stühle pro Tag bis drei Stühle pro Woche.
Eine unregelmäßige Stuhlentleerung ist also völlig normal;
täglicher Stuhlgang muss nicht sein. Der Stuhlgang hängt im

Wesentlichen ab von der Nahrungszusammensetzung (Anteil der Ballaststoffe) und der Flüssigkeitsmenge. Je weniger man trinkt, umso fester wird der Stuhlgang; je weniger Ballaststoffe man aufnimmt, umso weniger Stuhl erscheint also im Enddarm.

Der Stuhl besteht beim Gesunden aber nicht nur aus Ballaststoffen, sondern zu einem Drittel aus Bakterien, die so genannte Darmflora. Die von der Darmflora verarbeiteten Stuhlanteile bewirken den Geruch des Stuhles sowie Art und Menge der Winde: Je ballastreicher, je pflanzlicher die Nahrung, desto mehr Blähungen entwickeln sich, je eiweißreicher die Ernährung, desto unangenehmer riecht der Stuhl.

Erreicht der eingedickte Stuhl den Enddarm, wird er zunächst in der Ampulle gespeichert. Mit einer bestimmten Füllung dieser Ampulle entsteht Stuhldrang. Hierfür sind die im Enddarm vorhandenen Nervenzellen verantwortlich. Dieser Stuhldrang lässt sich willentlich für eine gewisse Zeit beherrschen. Je nach Zustand der Schließmuskulatur auf der einen Seite und Füllungszustand auf der anderen Seite kann es – gibt man dem Signal »Stuhl« nicht nach – zu einer zwanghaften Entleerung kommen. Man macht in die Hose. Vor allem bei einem heftigen Durchfall ist dies kein außergewöhnliches Ereignis. Andererseits kann es, wenn über Jahre der Stuhldrang immer wieder unterdrückt wurde, zu einer extremen Ausweitung der Ampulle und damit zu einer Verstopfung kommen.

Die Stuhlentleerung selbst wird bei der notwendigen Bereitschaft durch eine Entspannung des Schließmuskels eingeleitet. Zur Schließmuskulatur im weiteren Sinne gehören auch die Beckenbodenmuskeln, die zum Teil ringförmig, zum Teil spiralig den letzten Teil des Enddarms – und zum Teil die Geschlechtsorgane – umgreifen. In der Regel ist der muskuläre Afterkanal gegen die Ampulle abgewinkelt. Bei der Entleerung entspannt sich der Schließmuskel; der Winkel zwischen Mastdarm und Afterkanal begradigt sich, sodass sich die Ampulle durch die Aktivität des Darms – unterstützt durch die willkürliche Bauchpresse – entleeren kann (Abb. 3). Dies kann in

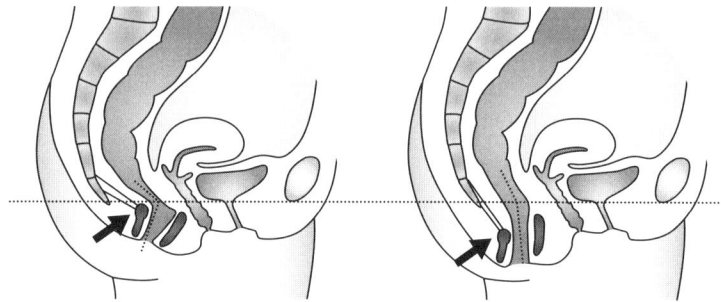

Abbildung 3: Beckenboden und Stellung des Analkanals (Seitenansicht).
Der gegenüber dem Mastdarm abgeknickte Analkanal sichert im Ruhestand den Verschluss zur Stuhlkontrolle.
links: Ruhezustand
rechts: Entleerungszustand: entspannt sich der obere Teil des äußeren Schließmuskels (Pfeil), kann der Stuhl aus der Ampulle durch den Analkanal nach außen treten.

einer einzigen kräftigen Welle oder auch in mehreren kleinen Einzelportionen geschehen. Danach ziehen sich die entspannten Muskeln wieder zusammen. Dies lässt sich willentlich unterstützen, indem man den Schließmuskel nach der Entleerung kräftig mehrmals einzieht (siehe Seite 159).
Insgesamt hängt die Stuhlkontrolle von einer ganzen Reihe von Faktoren ab – vom Zustand des Stuhls, von der Aktivität des Darms, von den Nerven, der Größe des Speicherorgans (Ampulle), der Kraft und Größe der Schließmuskulatur, dem Zustand des hämorridalen Schwellkörpers und der unteren Afterauskleidung (Anoderm). Ist eine oder sind mehrere dieser Funktionseinheiten gestört, so kann dies die Stuhlkontrolle mehr oder weniger stark beeinträchtigen.

Krankheitserkennung (Diagnose)

Arzt-Patienten-Gespräch

Die exakte Erkennung einer Enddarmerkrankung (Diagnose) und eine erfolgreiche Behandlung setzt immer ein ausführliches Gespräch zwischen Patient und Arzt über die Krankheitsvorgeschichte voraus. Damit gewinnt der Arzt nicht nur wichtige Hinweise für sein weiteres Vorgehen. Ein solches Gespräch soll aber vor allem das Schamgefühl und unbegründete Ängste des Patienten abbauen. Bei diesem Gespräch wird der Arzt auch erklären, welche der folgenden Untersuchungen er vornehmen wird.

Um das ärztliche Gespräch zu erleichtern, hat sich ein Fragebogen bei der ersten Konsultation bewährt (Abb. 4). Darin wird nach dem Beginn der Beschwerden, der Art der Beschwerden, nach Darmerkrankungen in der Familie und nach eventuellen Vorbehandlungen – medikamentös oder operativ – gefragt.

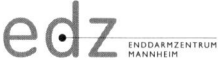

Liebe Patientin, lieber Patient,
um den organisatorischen Ablauf und das persönliche Arztgespräch zu erleichtern,
bitten wir Sie, die folgenden Fragen – soweit möglich – zu beantworten. Vielen Dank!

JA NEIN
freiwillig versichert ○ ○
zusatzversichert ○ ○

Krankenkasse bzw. Krankenversicherung

Name (Hauptversicherter)   Vorname   Geburtsdatum

Name (Mitversicherter)   Vorname   Geburtsdatum

Straße/Haus-Nr.   PLZ/Ort   Telefon mit Vorwahl   Beruf

Arbeitgeber des Hauptversicherten bzw. Mitgliedsnummer   überweisender Arzt

JA NEIN
Haben Sie derzeit ○ ○
Enddarmbeschwerden?

○ seit Tagen
○ seit Wochen
○ seit Jahren

JA NEIN
Leiden Sie unter Schmerzen? ○ ○

○ bei oder nach dem Stuhlgang
○ andauernd
○ in Form von ständigem Druckgefühl,
  Fremdkörpergefühl

JA NEIN
Haben Sie Blutspuren ○ ○
festgestellt?

○ am Toilettenpapier
○ dem Stuhl aufgelagert
○ an der Unterwäsche
○ helles Blut   ○ dunkles Blut

JA NEIN
Spüren Sie Brennen? ○ ○
Nässen? ○ ○
Juckreiz? ○ ○

JA NEIN
Haben Sie Knoten ○ ○
am After ertastet?

Wie oft haben Sie Stuhlgang?

...... mal pro Tag   ...... mal pro Woche
Ist der Stuhl ○ geformt
              ○ breiig
              ○ wässrig
              ○ häufig wechselnd

JA NEIN
Ist die Stuhlentleerung ○ ○
schwierig?

JA NEIN
Nehmen Sie Abführmittel? ○ ○

Welche?
Seit wann?

JA NEIN
Haben Sie unwillkürlichen
Abgang von
        Winden? ○ ○
        Schleim? ○ ○
        flüssigem Stuhl? ○ ○
        festem Stuhl? ○ ○

JA NEIN
Haben Sie Bauchschmerzen? ○ ○

JA NEIN
Gibt es in Ihrer ○ ○
Verwandtschaft Darmkrebs?

JA NEIN
Haben Sie in letzter Zeit ○ ○
Gewicht verloren?

JA NEIN
Sind Sie schwanger? ○ ○

JA NEIN
Leiden Sie unter ○ ○
Medikamentenallergie?

Gegen welche?

JA NEIN
Benutzen Sie bereits ○ ○
Salben oder Zäpfchen?

Welche?

JA NEIN
Leiden Sie unter einer ○ ○
sonst. Allgemeinerkrankung?

Welche?

JA NEIN
Liegt eine HIV-Infektion ○ ○
oder Aidserkrankung vor?

JA NEIN
Wurden Sie bereits am ○ ○
Enddarm untersucht?

○ Austastung mit Finger
○ Darmspiegelung
○ Dickdarm-Röntgen

JA NEIN
Wurden Sie bereits am ○ ○
Enddarm behandelt?

○ Verödung
○ Infrarotbehandlung
○ Gummibandligatur
○ Operation

JA NEIN
Nehmen Sie gerinnungs- ○ ○
hemmende Medikamente
(Marcumar oder ASS)?

Die grüne Patienteninformation habe ich erhalten und gelesen. Ich habe hierzu keine Fragen.

Datum   Unterschrift

© edz

Untersuchungen bei Enddarmleiden

Die Qualifikation des Arztes zeigt sich nicht nur im Behand-
lungsergebnis, sondern vor allem auch in der Qualität der
Untersuchungen. Bei einem erfahrenen Spezialisten sind die
folgenden Maßnahmen zwar ungewohnt, aber in der Regel
nicht schmerzhaft. Meistens sind keine besonderen Vorberei-
tungen notwendig. Weder muss der Patient nüchtern sein, noch
sollte er vorher mit einem Mittel abführen. Abführmittel ver-
ändern nicht nur die Darmschleimhaut und den Schließmuskel,
sondern erschweren in der Regel dem Arzt die Untersuchung.
Von allen diagnostischen Maßnahmen sind einige in jedem
Fall notwendig – unabhängig von der Art der Beschwerden.
Andere können hinzukommen, falls das erste Untersuchungs-
programm kein befriedigendes Ergebnis gebracht hat. Immer
erforderlich ist das so genannte Basisprogramm, das sich auch
auf mehrere Sitzungen verteilen kann: Inspektion des Afters,
Austastung des Enddarms, Untersuchung der wichtigen
Bauchorgane, die Spiegelung des Mastdarms und des
Afterkanals – einschließlich der Inspektion mit dem Spreizspekulum und – nach dem 50. Lebensjahr – die Suche nach
verstecktem Blut im Stuhl. Nicht selten müssen Dickdarmver-
änderungen ausgeschlossen werden – mit einer hohen Darmspiegelung bzw. einem Röntgen-Kontrasteinlauf. Darüber hin-

aus sind gelegentlich spezielle Funktions- bzw. Labortests angezeigt.

Eine Reihe von Veränderungen bzw. Erkrankungen der Bauchorgane offenbaren sich auch in Enddarmbeschwerden. Zu einer kompletten Untersuchung bei Enddarmleiden gehört deshalb stets die sorgfältige Abtastung des Bauches und der Leisten, bei entsprechenden Hinweisen auch der Nieren.

Lagerung (Abb. 4)

Ihr wichtigstes Ziel ist es, dem Arzt eine sorgfältige und dem Patienten eine weitgehend annehmbare Untersuchung zu ermöglichen. Drei Lagerungen haben sich hierfür bewährt: Die linke Seitenlage, die Knie-Ellenbogenlage und die Steinschnittlage. Letztere – auf einem kippbaren Stuhl – erfüllt für Arzt und Patient dieses Ziel am ehesten.

Inspektion (Abb. 5)

Hierbei muss zunächst die Afterumgebung betrachtet werden. Die Gesäßbacken werden leicht auseinandergezogen. Damit wird die Afteröffnung und ihre Umgebung sichtbar. Ausschläge, Entzündungen und Einrisse der Haut, Defekte der Analhaut, Fistelöffnungen, Abszesse und sonstige Veränderungen lassen sich so deutlich darstellen. Um funktionelle Veränderungen zu erkennen, wird gelegentlich das Pressen bei der Untersuchung gefordert – manchmal sogar auf der Toilette. Dabei beurteilt der Arzt, ob und welche Gebilde aus dem After

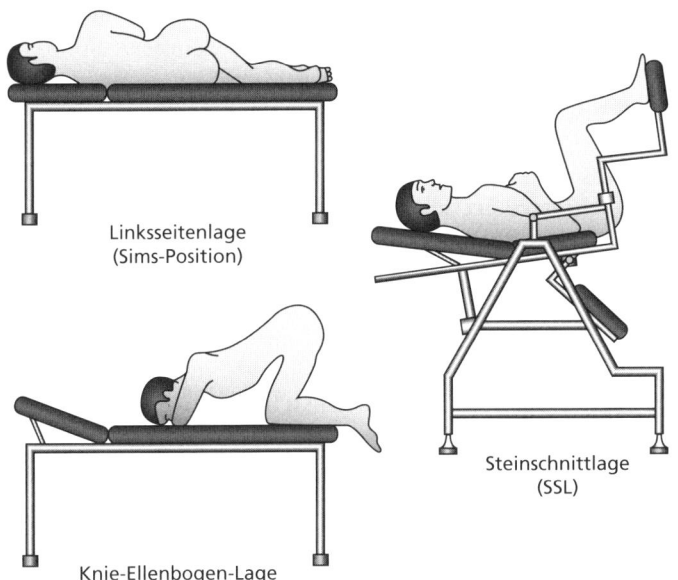

Linksseitenlage
(Sims-Position)

Knie-Ellenbogen-Lage

Steinschnittlage
(SSL)

Abbildung 4: Die drei möglichen Lagerungen zur proktologischen
Untersuchung.
Die Steinschnittlage (SSL) ist dabei für Patient und
Arzt am bequemsten.

hervortreten, aber auch Struktur und Funktion von Damm
und Beckenboden.

Austastung (Abb. 6)

Je nach Fingerlänge des Arztes lässt sich der Enddarm bis zu 8
cm austasten. Der mit einem Handschuh oder einem Fingerling
bekleidete und mit einem Gleitmittel benetzte Finger wird

langsam in den After eingeführt. Dabei verspürt man in der
Regel einen leichten Druck, aber keinen Schmerz. Sollte diese
Untersuchung aufgrund einer Erkrankung zu schmerzhaft sein,
wird der Schmerzherd häufig zunächst örtlich betäubt.

Durch Drehen und Beugen des Fingers wird das Innere des
Enddarms ringsum ausgetastet. Bei Männern lässt sich damit
auch der hintere Teil der Vorsteherdrüse (Prostata) beurteilen
– wichtig zur Früherkennung eines Prostatakrebses. Beim
Austasten – verbunden mit der Aufforderung, den After zu-
sammenzuziehen – lassen sich auch Aussagen über die Spannkraft und die Funktionsfähigkeit der Schließmuskulatur machen. Selbst kleinere tumoröse Veränderungen im Enddarm,
aber auch der Umgebung lassen sich so erfühlen. Der Spezia-

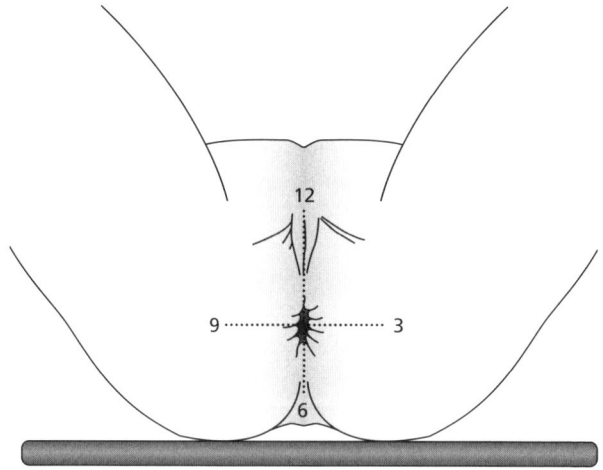

Abbildung 5: Der After als Uhr.
Um die Lage krankhafter Veränderungen zu dokumentieren, wird gedanklich ein Zifferblatt als Orientie-
rungshilfe benutzt – unter Angabe der Lagerung
(z. B. »Mariske bei 6 Uhr Steinschnittlage«).

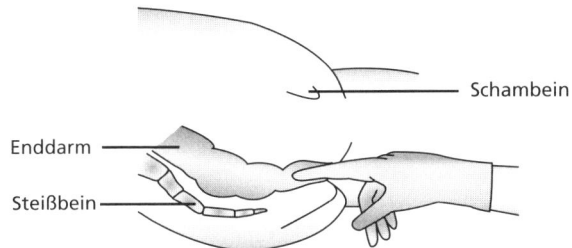

Abbildung 6: Die Austastung des Enddarms in Steinschnittlage. Dabei können nicht nur der Analkanal und der untere Mastdarm, sondern auch die Nachbarorgane (u. a. Steißbein, Prostata, Gebärmutterhals) beurteilt werden.

list spricht auch von seinem »dritten Auge«. Allerdings lassen sich Hämorriden, also vergrößerte Gefäßpolster am Übergang vom Schließmuskel in den Darm mit dem Finger nicht erkennen; sie sind zu weich. Hierfür bedarf es eines Afterspiegels (siehe Seite 35).

Untersuchung der Bauchorgane

Eine Reihe von Veränderungen bzw. Erkrankungen der Bauchorgane offenbaren sich auch – selten sogar ausschließlich – in Enddarmbeschwerden. Dies gilt zunächst für den gesamten Dickdarm, insbesondere dessen S-förmigen Teil im linken Unterbauch (das Sigma), für die Blase, die Gebärmutter, die Eierstöcke, aber auch für die Nieren, die Harnleiter, der Leisten, in seltenen Fällen auch der Leber.
Zu einer kompletten Untersuchung bei Enddarmleiden gehört deshalb stets die sorgfältige Abtastung des Bauches und der

Leisten, bei entsprechenden Hinweisen auch der Nieren. Zeigen sich entsprechende Druckschmerzbereiche, Verhärtungen oder Vergrößerungen einzelner Organe (z. B. der Leber), so schließen sich hieran entsprechende Zusatzuntersuchungen an, in der Regel bei einem internistischen Magen-Darm-Spezialisten (Gastroenterologen).

Starre Mastdarmspiegelung (Rektoskopie) (Abb. 7)

Für die starre Mastdarmspiegelung wird ein starres, bis zu 30 cm langes Rohr behutsam in den Darm vorgeschoben, nachdem es mit einem Gleitmittel benetzt wurde. Während des Vorschiebens werden die Windungen des Darms vorsichtig

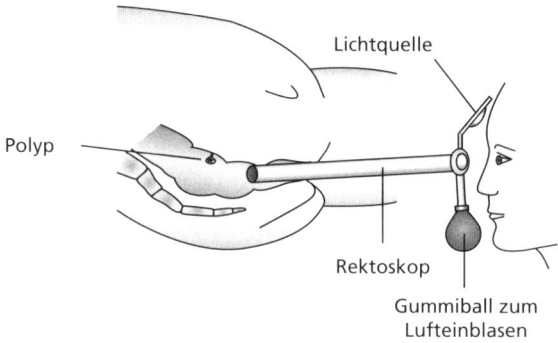

Abbildung 7: Die starre Mastdarmspiegelung = Rektoskopie.
Bei allen Afterbeschwerden (auch Jucken) müssen Erkrankungen des Mastdarms ausgeschlossen werden (Entzündungen, Polypen u. a.). Die Rektoskopie ist hierbei der hohen flexiblen Dickdarmspiegelung überlegen. Allerdings lassen sich hiermit keine Hämorriden feststellen oder ausschließen.

nachvollzogen. Dabei wird auch etwas Luft eingeblasen, das einen Stuhldrang vermittelt. Diese Luft soll den Darm entfalten, sodass alle Winkel und Ausbuchtungen eingesehen werden können. Vor allem beim Zurückziehen des Instrumentes lässt sich die Darmschleimhaut genau beurteilen. Mit der Rektoskopie lassen sich Entzündungen, vor allem aber Tumore im oberen Mastdarm und im unteren S-Darm gut erkennen. Diese Gebilde können mit dem Finger nicht mehr ertastet werden. Um die natürliche Struktur der Darmschleimhaut beurteilen zu können, wird zunächst ohne Vorbereitung gespiegelt. Bei größeren Stuhlmengen oder bei einem unsicheren Befund muss der Mastdarm künstlich durch ein Klistier oder durch ein Stuhlzäpfchen entleert werden.

Übrigens: Hämorriden lassen sich mit einer Rektoskopie in der Regel nicht erkennen bzw. ausschließen.

Afterspiegelung (Proktoskopie) (Abb. 8)

Um gerade den Übergang vom Analkanal zum Mastdarm, also den hämorridalen Schwellkörper genau beurteilen zu können, benötigt der Arzt ein Spezialgerät, den Analspiegel oder das Proktoskop. Dieses ist ebenfalls innen beleuchtet und wesentlich kürzer als ein Mastdarmspiegel – höchstens 8 cm lang. Nur mit diesem Gerät lässt sich die Frage nach Hämorriden beantworten. Afterspiegel sind entweder vorn offen oder vorn rund geschlossen mit einem seitlichen Fenster.

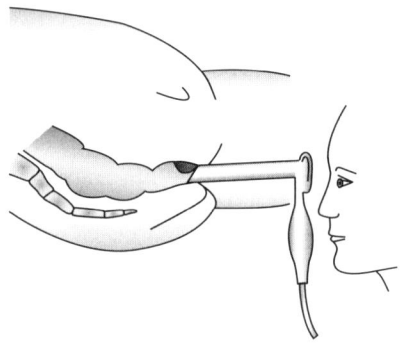

Abbildung 8: After- oder Analspiegelung (Proktoskopie).
Mit einem Proktoskop wird die Frage nach erstgradigen Hämorriden und einem inneren Vorfall geklärt. Es
gibt verschiedene Proktoskop-Typen – je nach Frage-
stellung.

Spekulumuntersuchung (Abb. 9)

Vor allem bei schmerzhaften Prozessen des Afters, insbesondere bei Verdacht auf Fisteln und Analfissuren muss – gelegentlich unter örtlicher Betäubung – der Afterkanal selbst
besonders intensiv inspiziert werden. Mit einem speziellen
Spreizspekulum wird der Afterkanal ein wenig aufgedehnt,
um seine einzelnen Abschnitte genau beurteilen zu können.
Wichtig ist diese Untersuchung auch nach einer Operation,
um den Wundheilungsverlauf sicher zu kontrollieren bzw. zu
steuern.

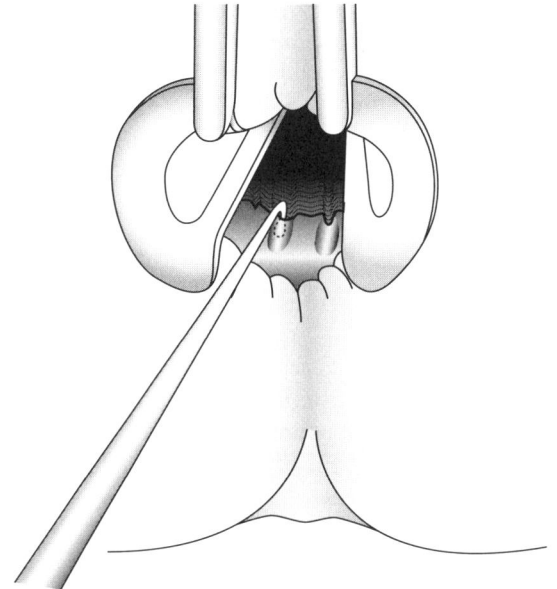

Abbildung 9: Untersuchung mit dem Spreizspekulum.
Diese gezielte Untersuchung des Afterkanals ist vor
allem bei Entleerungsschmerzen notwendig – auch
nach Enddarm-Operationen. Nicht selten erfolgt sie
deshalb in örtlicher Betäubung wie hier bei der Sondie-
rung einer kleinen Schleimhautfistel.

Totale Darmspiegelung (Koloskopie)

Um Neubildungen – Polypen und Darmkrebs –, aber auch
Entzündungen bei entsprechendem Verdacht (z. B. bei
verstecktem Blut im Stuhl) sicher auszuschließen, wird mit
einem flexiblen Schlauch über eine Videokamera, dem Koloskop, das Innere des Dickdarms betrachtet, möglichst bis in

den Übergang zum Dünndarm. Dabei können gleichzeitig
Schleimhautproben (Biopsien) zur mikroskopischen Untersuchung entnommen oder gar Polypen abgetragen werden. Der
Dickdarm muss auch dann gespiegelt werden, wenn mit den
vorherigen Untersuchungen die Beschwerden des Patienten
nicht eindeutig abgeklärt werden konnten. Die totale Koloskopie ist die wirksamste Darmkrebsvorsorge. Diese Untersuchung ist relativ aufwändig und erfordert eine intensive
Vorbereitung. Mit abführenden Medikamenten – verbunden
mit viel Trinkflüssigkeit – muss der Dickdarm vollständig
geleert werden.
In der Hand des Erfahrenen ist auch diese Maßnahme komplikationsarm und nur ausnahmsweise schmerzhaft. Dabei
muss gelegentlich ein Entspannungs- bzw. Betäubungsmittel
gespritzt werden – je nach Empfindsamkeit des Patienten und
der anatomischen Situation.

Röntgenuntersuchung (Kolon-Kontrasteinlauf)

Die eigentliche Darmtätigkeit, also die Darmfunktion, z. B.
bei einem Reizdarm oder bei funktionellen Entleerungsstörun-
gen, lässt sich nur mit dem so genannten Kolon-Kontrastein-
lauf beurteilen. Dabei wird ein kontrastgebendes Mittel in den
Darm eingeführt, um dann dessen Entleerungsfunktion beurteilen zu können. Diese diagnostische Maßnahme ist auch
dann angezeigt, wenn eine totale Darmspiegelung nicht oder
nur teilweise möglich ist. Die Vorbereitung hierzu entspricht
vielfach der einer hohen Darmspiegelung: Nur ein sauberer
Darm lässt sich im Röntgenbild sicher beurteilen.
Durch eine gezielte Kombination aller dieser Maßnahmen
gelingt es dem Spezialisten in der Regel, alle funktionellen
und organischen Erkrankungen des Dickdarms und Enddarms
zu erkennen.

Virtuelle Koloskopie

Diese computer-tomografische Untersuchung ist rascher durchführbar als die Video-Koloskopie (siehe Seite 37). Aber auch hier muss der Darm komplett gesäubert, d. h. gespült werden; für die Untersuchung werden dann 2–3 l Luft über den After eingeleitet.

Da die virtuelle Koloskopie bei wesentlich höheren Kosten kleine Polypen nur sehr unsicher erfasst und keine Gewebsentnahme und Polypenabtragung zulässt, ist die Video-Koloskopie deutlich unterlegen und für die Krebsfrüherkennung nicht geeignet.

Test auf verstecktes Blut im Stuhl

Auch wenn Dickdarm- und Enddarmkrebs – verglichen mit anderen Erkrankungen – sehr selten sind, zählen diese bösartigen Veränderungen zu den häufigsten Krebsarten des Menschen. Glücklicherweise braucht es aber von der ersten Veränderung – Schleimhautpolypen – bis zur bösartigen Entartung mehrere Jahre. Gelingt es also, die ersten Veränderungen rechtzeitig zu erkennen, so können diese in der Regel über ein Endoskop (Koloskop) schmerzfrei und ambulant entfernt werden.

Nun bluten diese gutartigen Polypen leichter als die gesunde Schleimhaut. Diese Blutspuren sind mit dem bloßen Auge jedoch nicht erkennbar, sondern nur durch eine chemische Reaktion. Mit einem regelmäßig durchgeführten Stuhltest kann es also gelingen, die Frühformen von Darm- und Enddarmkrebs rechtzeitig zu erkennen. Dabei werden aus drei verschiedenen Stuhlportionen jeweils zwei kleine Proben entnommen, auf ein Reaktionsfeld aufgetragen und dann mit

einer speziellen Lösung untersucht. Bei einer Verfärbung des
Testfeldes besteht der Verdacht, dass sich im Magen-Darm-
trakt, vor allem aber im Dickdarm eine krankhafte Veränderung befindet. Diesem Verdacht muss dann nachgegangen
werden – am besten durch eine totale Darmspiegelung (Koloskopie).

Allerdings spricht dieser Test nicht immer und nicht zu jeder
Zeit auf einen Polypen an. Es kann also durchaus sein, dass bei
einem kleinen Polyp der Test keine verdächtige Verfärbung
zeigt. Da aber Polypen mehrere Jahre brauchen, um zu einem
Krebs auszuwachsen, lässt sich die Aussagekraft des Testes
dadurch verbessern, dass der Test regelmäßig jährlich einmal
durchgeführt wird.

Würde jeder Gesunde nach dem 50. Lebensjahr konsequent
diesen Test auf verstecktes Blut im Stuhl durchführen, ließe
sich die Zahl der Darmkrebs-Toten (in Deutschland über
30.000/Jahr) entscheidend verringern. Übrigens: die wirksamste Früherkennung ist die totale Darmspiegelung.

Erkrankungen am After

Hautfalten am After (Marisken) (Abb. 10)

Was sind Marisken?

Marisken sind unterschiedlich große, weiche oder derbe, aber nicht schmerzhafte Hautgebilde und -zipfel, die einzeln oder auch mehrfach am Afterrand auftreten. Ihre Größe variiert – von kleinen stecknadelkopfgroßen Erhebungen bis zu grotesken Hautlappen. Oft werden diese harmlosen Hautfalten als »äußere Hämorriden« bezeichnet. Äußere Hämorriden jedoch gibt es nicht. Meist werden Marisken überhaupt erst bemerkt, wenn sie jucken und brennen. Auch können sie durch entzündliche Vorgänge anschwellen und dann auch schmerzen. Gern werden dann die Marisken für diese Beschwerden verantwortlich gemacht; eine Fehleinschätzung, denn Marisken sind harmlos und bedürfen in der Regel keiner Behandlung.

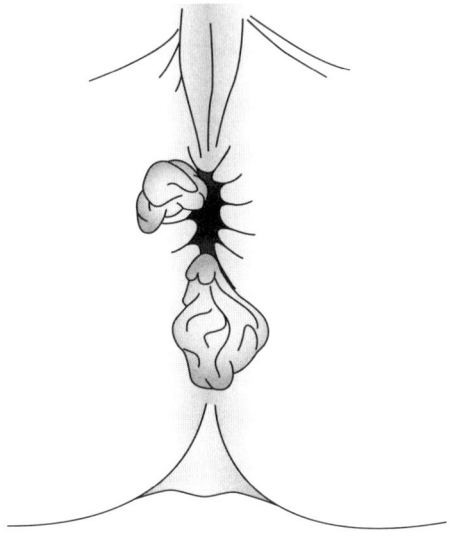

Abbildung 10: Marisken.
Diese harmlosen Hautfalten am After werden (fälschlicherweise) auch als äußere Hämorriden bezeichnet.
Treten dort Beschwerden auf, so liegt deren Ursache
meist im Inneren des Enddarms. Marisken sind deshalb meist nicht behandlungsbedürftig – gelegentlich
vielleicht aus kosmetischen Gründen.

Wie entstehen Marisken?

Marisken sind häufig, mit zunehmendem Alter treten sie immer öfter auf: nach dem 60. Lebensjahr bei 80% aller Frauen
und Männer. Bis heute ist die Ursache der Marisken nicht
eindeutig geklärt. Sie bilden sich über Jahre, meist unbemerkt,
bei chronischer Verstopfung, immer wieder auftretenden
kurzzeitigen Entzündungen des Afterkanals, auch während

einer Schwangerschaft oder nach einer Entbindung. Auch die im Alter nachlassende Elastizität der Haut kann ein Grund sein. Gelegentlich verbirgt sich hinter derben Marisken ein harmloses Aftergeschwür (Analfissur), gelegentlich bleiben sie nach einer Analthrombose oder nach einer Hämorriden-Operation zurück.

Welche Behandlungsmöglichkeiten gibt es?

Prinzipiell sind Marisken nicht behandlungsbedürftig. Jucken und brennen sie oder schwellen sie an, so reicht eine entsprechende Creme. Vor allem sollte nach den Ursachen dieser Beschwerden gefahndet werden (z. B. »echte« Hämorriden, siehe Seite 60). Sind diese beseitigt, so stören in der Regel die Marisken nicht mehr. Sehr selten beeinträchtigen die Marisken trotzdem die Analhygiene. Dann werden sie in örtlicher Betäubung ambulant entfernt und die Wunde für einige Tage mit Sitzbädern und Cremes nachbehandelt.

Was können Sie selbst tun?

Da Marisken in der Regel harmlos sind und keiner Behandlung bedürfen, sind auch keine eigenen Maßnahmen indiziert. Machen sie allerdings Beschwerden, so ist nach den Ursachen zu forschen – durch eine entsprechende Spezialuntersuchung. Bei ausgeprägten Marisken empfehlen sich Sitzbäder oder Duschen (ohne Seife) nach dem Stuhlgang, um Schweiß bzw. kleine Stuhlreste zu beseitigen und so Hautreizungen vorzubeugen.

Wie bei allen Enddarmerkrankungen ist in jedem Fall auf eine vernünftige Ernährung und die richtige Stuhlentleerung zu achten.

Feigwarzen (Spitze Kondylome) (Abb. 11)

Was sind Kondylome?

Kondylome sind rötliche, graugelbe oder weißliche Warzen, die als derbe Knötchen außen am After, im After selbst oder auch in der Genitalregion auftreten. Oft bedecken sie rasen-

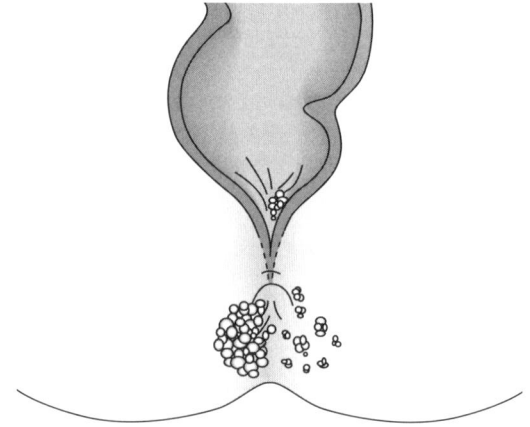

Abbildung 11: Feigwarzen = spitze Kondylome = Condylomata acuminata.
Diese infektiös bedingten Knötchen können sich auf der Außenhaut und im Afterinneren ausbreiten. Umso rascher sie beseitigt werden, umso besser und einfacher.

artig die Haut. Sie können beetartig zusammenwachsen und sogar große, blumenkohlartige Tumore bilden. Nur extrem selten können solche großen Gebilde auch bösartig werden. Unangenehm ist vor allem die ständige Sekretabsonderung mit heftigem Jucken und Brennen.

Wie entstehen Kondylome?

Feigwarzen sind Folgen einer örtlichen Virusinfektion – in der Regel beim Geschlechtsverkehr. Aber auch nach Schmierinfektionen treten sie auf, z.B. bei Kleinkindern und mangelhafter Hygiene im Haushalt. Gehäuft treten Feigwarzen bei Patienten mit einer positiven HIV-Reaktion auf; auch ähneln sie Veränderungen bei fortgeschrittener Syphilis.

Welche Behandlungsmöglichkeiten gibt es?

Grundsätzlich sollten Feigwarzen möglichst rasch entfernt werden – auch ohne Beschwerden. Sonst vermehren sie sich, bluten und jucken. Außerdem besteht hohe Ansteckungsgefahr des Partners – auch bei natürlichem Geschlechtsverkehr.

Kleinere Veränderungen außen am After lassen sich oft mit einer besonderen Flüssigkeit ablösen. Bei größeren Veränderungen, auch bei Feigwarzen im After, ist ein operativer Eingriff nicht zu umgehen – meist ambulant in örtlicher Betäubung: entweder mit der Schere oder mit der elektrischen Schlinge (»Abschweißen«). Wichtig ist eine laufende Kontrolle über mehrere Monate, da Feigwarzen sehr rückfallfreudig

sind (Rezidiv!). Ob darüber hinaus auch Blutuntersuchungen
zum Ausschluss weiterer Geschlechtserkrankungen notwendig sind, sollte vertrauensvoll mit dem Arzt besprochen werden.

Was können Sie selbst tun?

Achten Sie auf jeden Fall immer auf eine sorgfältige Hygiene.
Zunächst sollten Sie Ihren Partner bzw. Ihre Partnerin informieren, er oder sie sollten sich in jedem Fall sorgfältig untersuchen – und eventuell – behandeln lassen.

Analthrombose (Abb. 12)

Was ist eine Analthrombose?

Meist plötzlich, oft nach ungewöhnlicher körperlicher Belastung treten bläulich schimmernde, schmerzhafte Knoten am
Afterrand auf. Sie können einzeln oder in der Mehrzahl erscheinen, manchmal bis zur Größe eines Taubeneis. Es sind
dies spontan sich bildende Blutgerinnsel in den Blutadern
(Venen) des Afterrandes. Die häufige Bezeichnung »äußere
Hämorriden« ist übrigens falsch und irreführend.
Die derben Knoten machen sich meist durch zunächst unerträgliche Spannungsschmerzen am After bemerkbar; sie können bis zu zwei Wochen anhalten, und zwar unabhängig vom
Stuhlgang. In der Regel aber lassen die Beschwerden nach
einigen Tagen spontan nach. Die Knoten selbst verschwinden

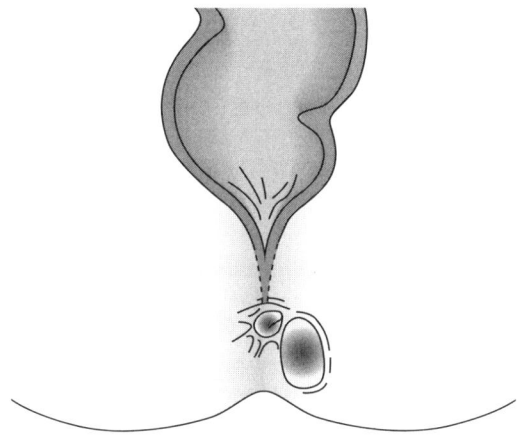

Abbildung 12: Analthrombosen.
Diese zwar harmlosen, aber am Anfang schmerzhaften Blutgerinnsel in den Blutadern (Venen) des Afterrandes werden (fälschlicherweise) als äußere Hämorriden bezeichnet. Sie weisen auf innere Erkrankungen des Enddarms hin.

dann meist von allein in den folgenden Wochen, wenn der Körper das geronnene Blut allmählich abbaut (resorbiert).
Gelegentlich platzen diese Knoten an der Oberfläche auf, und es blutet. Damit lassen oft gleichzeitig die Schmerzen teilweise nach.
Thrombosen des Afters sind zwar unangenehm – im Gegensatz zu solchen in den Beinen –, aber immer harmlos.

Wie entstehen Analthrombosen?

Hier gilt es, zu unterscheiden zwischen Auslöser und Ursachen. Ausgelöst werden Analthrombosen meist durch übermäßiges Pressen bei hartem Stuhlgang, bei Verstopfung, nach Durchfall, in der Schwangerschaft unter der Entbindung, bei starkem Husten, durch ungewohnte, körperliche Anstrengung, nach längerem Sitzen auf kalter Unterlage, als Folge starken Alkoholgenusses oder stark gewürzter Speisen.
Die eigentlichen Ursachen der Analthrombosen finden sich dagegen im Inneren des Afters bzw. des Mastdarms. Meist sind dies Hämorriden (siehe Seite 60), aber auch Entzündungen und Neubildungen. Thrombosen verlangen also immer eine sorgfältige proktologische Untersuchung.
Aber auch ohne erkennbare Auslöser – und Ursachen – treten gelegentlich Analthrombosen auf.

Welche Behandlungsmöglichkeiten gibt es?

Die Therapie richtet sich nach den Beschwerden des Patienten. Bei akuten Thrombosen, also in den ersten schmerzhaften drei Tagen, ist ein operatives Vorgehen sinnvoll. Dabei wird – in örtlicher Betäubung der Knoten, also das Blutgerinnsel herausgeschnitten.
Alternativ lassen sich die Schmerzen auch durch entzündungshemmende Maßnahmen (Cremes, Tabletten, Zäpfchen) lindern. Die Gebilde selbst werden dann vom Körper innerhalb mehrerer Wochen vollständig abgebaut; nur selten bleibt eine Mariske zurück.
Unabhängig von der eigentlichen Thrombosebehandlung müssen jedoch immer Afterkanal und Mastdarm sorgfältig

untersucht werden, um die eigentliche Ursache auszuschalten, um so neue Thrombosen möglichst zu verhindern.

Was können Sie selbst tun?

Bei plötzlich auftretenden schmerzhaften Knoten am After helfen vorübergehend zunächst kühlende Sitzbäder bzw. ein Eisbeutel, entzündungshemmende Cremes und Schmerztabletten. Die Vorstellung bei einem Spezialisten ist in jedem Fall zu empfehlen, auch wenn nach wenigen Tagen die Schmerzen spontan verschwunden sind.

Analabszess (Periproktaler Abszess) (Abb. 13)

Was ist ein periproktaler Abszess?

Ein periproktaler (periproktitischer) Abszess ist eine Eiteransammlung neben dem After. Diese kann dicht unter der Haut, aber auch tief im Gewebe auftreten. Grundsätzlich gibt es derartige Abszesse in jedem Alter, überwiegend jedoch bei Erwachsenen zwischen dem 20. und 30. Lebensjahr. Abszesse entwickeln sich in der Regel in Verbindung mit einem Fistelleiden.
Ohne erkennbare Ursache oder Auslöser kommt es über Tage zu einem zunehmend dumpfen Schmerz im Afterbereich – oft verbunden mit Klopfen und erhöhter Temperatur. Man fühlt sich krank; der Stuhlgang macht zunehmend Beschwerden, aber auch das Sitzen und Laufen.

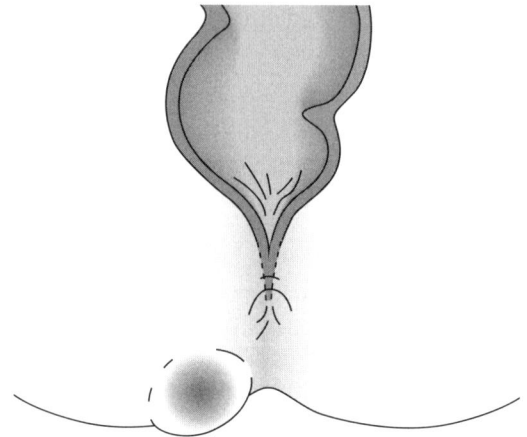

Abbildung 13: Analabszess = periproktaler Abszess.
Ein Analabszess muss umgehend operiert werden, da
sonst eine Blutvergiftung (Sepsis) droht und Schließmuskulatur zerstört wird. Meist ist seine Ursache eine
Analfistel.

Wie entsteht ein periproktaler Abszess?

Oft bei bestehenden Hämorriden entzünden sich die Krypten
und Afterdrüsen (siehe Seite 23). In den kleinen Entzündungs-
herden bildet sich Eiter. Diese Eiterherde in der Schließmuskulatur entwickeln sich zu immer größeren Abszessen, die aus
der Tiefe des Gewebes heraus schließlich durch den Schließmuskel außen unter der Haut erscheinen. Relativ häufig entsteht ein solcher Abszess bei einer chronisch entzündlichen
Dickdarmerkrankung (z. B. bei einem Morbus Crohn oder bei
einer Colitis ulcerosa).

Welche Behandlungsmöglichkeiten gibt es?

Periproktale Abszesse müssen immer operiert, d.h. aufge-schnitten werden; Medikamente, etwa Antibiotika helfen nichts. Umso früher ein Abszess gefunden und eröffnet wird, umso einfacher ist der Eingriff – oft zunächst ambulant und manchmal sogar ohne Betäubung. Meist allerdings muss unter stationären Bedingungen in Vollnarkose oder Steißbeinbetäu-bung der Eiterherd großzügig offen gelegt und ausgeräumt werden.

Mit dem Eröffnen und Ausräumen des Abszesses aber ist in der Regel die Krankheit selbst noch nicht beseitigt, da einem solchen Abszess fast immer eine Afterfistel (siehe Seite 79) zugrunde liegt. Solange diese Fistel nicht endgültig beseitigt ist, kann es immer wieder zu neuen Abszessen kommen, wo-durch die Schließmuskulatur allmählich zerstört wird.

Was können Sie selbst tun?

Bei zunehmenden Schmerzen am After sollte unbedingt sofort ein Arzt aufgesucht werden. Eigenbehandlungen mit Medika-menten, mit Zugsalben, Rotlicht oder Sitzbädern können den vorgegebenen Krankheitsverlauf vielleicht verzögern, führen aber nie zum Erfolg. Im Gegenteil, mit diesen Behandlungs-methoden wird die Krankheit verschleppt, und der Eiter kann sich unkontrolliert weiter in den Weichteilen oder im gesam-ten Körper ausbreiten – mit der Gefahr einer lebensgefähr-lichen Blutvergiftung.

Hautausschlag am After (Analekzem) (Abb. 14)

Was ist ein Analekzem?

Ein Hautausschlag ist jede flächenhafte Veränderung der Haut um den After herum – von der einfachen, juckenden Rötung bis zum nässenden, oberflächlichen Hautdefekt; manchmal treten Bläschen und Knötchen auf, gelegentlich auch eingetrocknete Krusten, Schuppungen und Hornschichten.

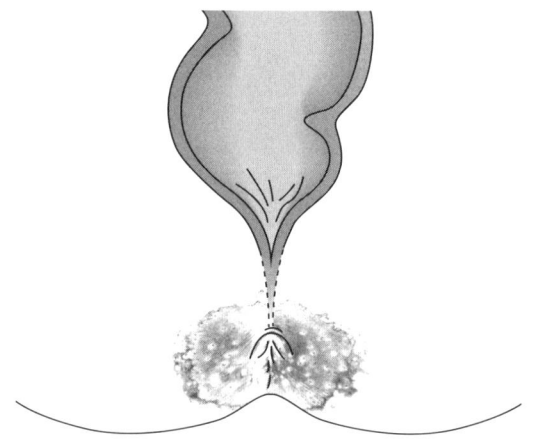

Abbildung 14: Hautausschlag am After (Analekzem).
Ein Analekzem ist in der Regel keine eigenständige Hauterkrankung, sondern Folge anderer Enddarm-Leiden (z. B. Hämorriden). Eine komplette proktologische Untersuchung ist unabdingbar.

Wie entsteht ein Analekzem?

Die bei weitem häufigste Ursache sind echte (also »innere«) Hämorriden (siehe Seite 60). Grobes Toilettenpapier, mangelhafte Analhygiene, zu warme und luftundurchlässige Kleidung (Unterwäsche aus Kunststoff-Fasern), starkes Schwitzen, Übergewicht, langes Wandern und ein trichterförmiger After können ein Analekzem und seine Beschwerden verstärken. Spezielle Formen des Ekzems wie z. B. Schuppenflechte (Psoriasis), Allergie, Pilzerkrankung (Mykose) oder gar Krebsvorstufen sind dagegen selten.

Welche Behandlungsmöglichkeiten gibt es?

Zunächst müssen die Ursache und möglichst alle »Verstärker« beseitigt werden. Da dies oft nicht sofort möglich ist, können vorübergehend Cremes, Tinkturen und Sitzbäder die Beschwerden lindern.

Was können Sie selbst tun?

Bei akuten Beschwerden (Wundsein) helfen zunächst am besten lauwarme Sitzbäder, und zwar in der Regel ohne Zusätze, eventuell mit 1–2 Esslöffel Kochsalz. Vor allem nach dem Stuhlgang sind Sitzbäder zu empfehlen. Danach sollte der After trockengetupft oder trockengeföhnt werden. Oft hilft dann eine reguläre Babycreme.
Vermeiden Sie unbedingt stärkeres Reiben. Hilfreich sind oft Wattebäusche, aber auch weiches Toilettenpapier zwischen

die Gesäßhälften gelegt; sie können mehrmals täglich gewechselt werden.

Wenn diese Maßnahmen die Beschwerden nicht lindern, kann auch zusätzlich eine rezeptfreie »Hämorriden«-Creme helfen. Beispielsweise hat sich die »weiche Zinkpaste« wegen ihres trocknenden Effektes besonders beim nässenden Analekzem bewährt – auch aufgrund ihrer entzündungshemmenden und wundheilungsfördernden Wirkung.

Wenn Brennen und Jucken z.B. mit weicher Zinkpaste nicht verschwinden, empfehlen sich Zubereitungen mit örtlich schmerzlindernden Stoffen (Lokalanästhetika, z.B. Lidocain 1–5%ig).

Weiterhin haben sich bei stark nässenden Ekzemen Hamamelisextrakte als wirkungsvoll erwiesen. Steht hier die akute Entzündung im Vordergrund, eignen sich insbesondere Cremes mit niedrig konzentriertem Kortison (rezeptfrei!).

Mitunter kann ein Afterausschlag durch Hefepilze verstärkt werden. In diesen Fällen, also nach Pilznachweis, sind vor allem pilzabtötende Zusätze (Antimykotika) angezeigt.

Hilft dies alles nichts, verstärken sich die Beschwerden oder treten kurzfristig wieder auf, so sollten Sie einen Arzt konsultieren – am besten einen Enddarm-Spezialisten.

Afterkrebs (Analkarzinom) (Abb. 15)

Was ist ein Analkarzinom?

Bösartige Geschwülste am After sind sehr selten, dann allerdings in der Regel noch gefährlicher als Mastdarm- oder Dickdarmkrebs. Der Afterkrebs ist kein einheitliches Krankheitsbild. Da es am und im After verschiedene Zelltypen gibt,

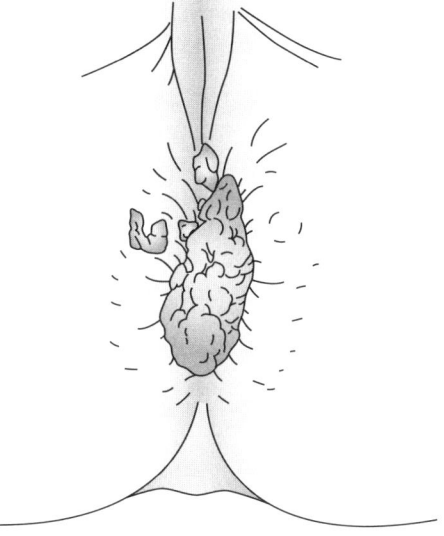

Abbildung 15: Afterkrebs = Analkarzinom.
Diese – allerdings seltene – bösartige Geschwulst darf nicht mit Marisken oder Kondylomen verwechselt werden.

können aus ihnen über besondere Vorstufen (Prae-Kanzerosen) unterschiedliche Krebsformen entstehen.

Die Beschwerden sind sehr uncharakteristisch. Der Verdacht auf einen Afterkrebs besteht immer dann, wenn sich in relativ kurzer Zeit am After ein derbes Gebilde entwickelt – mit Blut am Papier. Im Zweifel sollte ein erfahrener Spezialist zu Rate gezogen werden.

Wie entsteht ein Analkarzinom?

Wie bei den meisten Krebsarten ist auch hier die Ursache in der Regel noch nicht bekannt. Krebs ist Schicksal! In Einzelfällen reagieren bestimmte Hautzellen auf eine langjährige Virusinfektion mit krebsiger Entartung.
Nicht selten entsteht ein echter Afterkrebs erst aus einer besonderen Form des Analekzems (siehe Seite 52). Um diese so genannten Prae-Kanzerosen (Krebsvorstufen) zu erkennen und zu behandeln, bedarf es ein hohes Maß an Spezialkenntnissen.

Welche Behandlungsmöglichkeiten gibt es?

Ziel ist immer die vollständige Entfernung des Krebses. Prinzipiell gelingt dies hier mit zwei Verfahren; gelegentlich werden beide Prinzipien kombiniert:
– Operation
– Bestrahlung kombiniert mit Krebsmedikamenten (Chemotherapie).
Wegen der unterschiedlichen Krebsformen wird der Enddarm-Spezialist das optimale Vorgehen auswählen.

Was können Sie selbst tun?

Bei kurzzeitig auftretenden Neubildungen am After sollten Sie einen Spezialisten aufsuchen – ebenso bei länger bestehenden Hautausschlägen, wenn diese mit Salben sich nicht bessern oder sich gar verschlechtern. Übrigens: Die allermeisten Gebilde am After sind völlig harmlos.

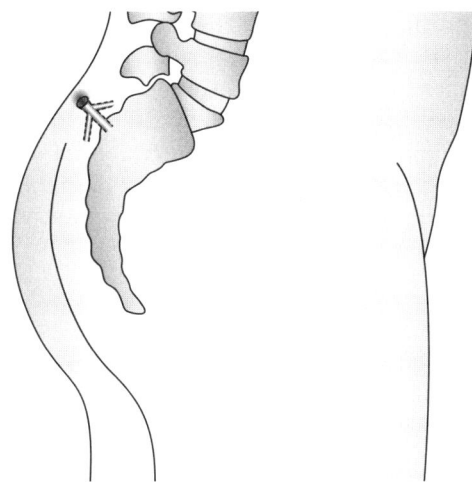

Abbildung 16: Steißbeinfistel.
Diese oft verzweigten Eitergänge über dem Steißbein sind die Folgen einer Hautkrankheit. Macht eine Steißbeinfistel Beschwerden – Eiterabgang, Schmerzen, Abszess –, bleibt nur die Operation.

Steißbeinfistel / Steißbeinabszess (Abb. 16)

Was ist eine Steißbeinfistel?

Eine Steißbeinfistel, auch Haarnestfistel oder Sinus pilonidalis genannt, entwickelt sich vorwiegend bei Männern in der Hautrinne über dem Steißbein. Oft kommunizieren mehrere Fistelgänge untereinander und enthalten nicht nur Eiter, sondern auch abgestoßene Hautzellen und Haare, die sogar als Haarbüschel aus den Fistelöffnungen herausragen können. Die Steißbeinfistel ist eine Erkrankung des jüngeren Lebensalters, nach dem 40. Lebensjahr ist sie eher selten.

Steißbeinfisteln schmerzen selten. Sie fallen oft nur dadurch auf, dass die Wäsche immer wieder mit eitrigem Sekret verschmutzt ist. Aber es kann auch zu schmerzhaften Schwellungen über dem Steißbein mit plötzlichem Eiter und Blutabgang kommen: Steißbeinabszess. Eine »ruhende« Steißbeinfistel kann monatelang beschwerdefrei bleiben, ausgeheilt ist sie damit aber nicht; sie kann jederzeit erneut aktiv werden, also eitern, jucken, schmerzen.

Wie entsteht eine Steißbeinfistel?

Steißbeinfisteln treten vor allem bei starker Behaarung auf. Durch längeres Sitzen, enge Kleidung, starke Schweissbildung, durch mangelnde Hygiene in dieser Region entzünden sich die Haarbalgdrüsen und bilden in der Tiefe Eiter. Diese Eiterherde können sich dann unter der Haut fuchsbauartig fortentwikkeln und unter der Haut als Abszess auftreten. Eine Verbindung zum Afterkanal, etwa wie bei den Afterfisteln (siehe Seite 79), besteht hier nie.

Welche Behandlungsmöglichkeiten gibt es?

Nur wenn die einzelne Fistel bzw. das gesamte Fistelareal entfernt wird, heilt das Leiden aus. Da es sich um eine Erkrankung der behaarten Haut handelt, sollte die Wunde von der Seite und von der Tiefe her als Narbe ausheilen. Nur so ist man vor einem Rückfall sicher. Allerdings kann die Ausheilung der Wunde Wochen und sogar Monate dauern – jedoch ohne jegliche Einschränkung der Arbeitsfähigkeit oder Freizeit. Wird dagegen die Wunde verschlossen – eventuell mit einer plastischen Hautverschiebung –, so werden andere Haar-balgdrüsen an die kritische Stelle über dem Steißbein ver-pflanzt; diese können sich wieder entzünden.

Tritt ein Abszess über dem Steißbein auf, so muss – wie bei einem periproktalen Abszess (siehe Seite 49) – dieser aufge-schnitten werden, damit zunächst der Eiter ablaufen kann. Manchmal lassen sich dabei gleichzeitig auch die Fistel und ihre Verzweigungen beseitigen.

Was können Sie selbst tun?

Sind Steißbeinfisteln in der Familie bekannt, so sollte man bei starkem Haarwuchs vorbeugen. Am einfachsten ist eine ver-nünftige Körperhygiene, vor allem bei Übergewicht und star-kem Schwitzen. Baumwollwäsche ist sinnvoller als Unterwä-sche aus Kunstfasern. Darüber hinaus sollte man durch Ent-haarungscremes oder Rasur die Haare über dem Steißbein laufend entfernen. Raucher sind übrigens häufiger betroffen als Nichtraucher.

Kann eine Steißbeinfistel aus übergeordneten Gründen nicht operiert werden, so sollte auch hier auf eine peinliche Hygiene geachtet und eine trockene Verbandsvorlage getragen werden. Schädlich sind Salben und Puder; beide verkleben die Fistel-gänge – ein Abszess ist damit vorprogrammiert.

Erkrankungen im Analkanal

Hämorridalleiden

Was sind Hämorriden?

Dort, wo der Mastdarm in den Schließmuskel übergeht, entwickelt sich bei jedem Menschen in den ersten 15–20 Lebensjahren ein ringförmig angeordneter Gefäßschwamm: der hämorridale Schwellkörper. Dieser dichtet den Afterkanal ab gegenüber dem Mastdarm und dem dort gebildeten Darmschleim. Der hämorridale Schwellkörper besteht aus netzförmig angeordneten kleinen Schlagadern und Blutadern; mit Krampfadern ist er keinesfalls vergleichbar.
Entsprechend seiner Schlagaderversorgung kann sich dieser hämorridale Schwellkörper an drei bestimmten Stellen vergrößern. Wir sprechen dann von Hämorriden! Hämorriden selbst sind sehr weich und bei der Austastung des Afters nicht zu erkennen; sie sind nicht schmerzhaft, können aber zu vielerlei Beschwerden führen, dem Hämorridalleiden.

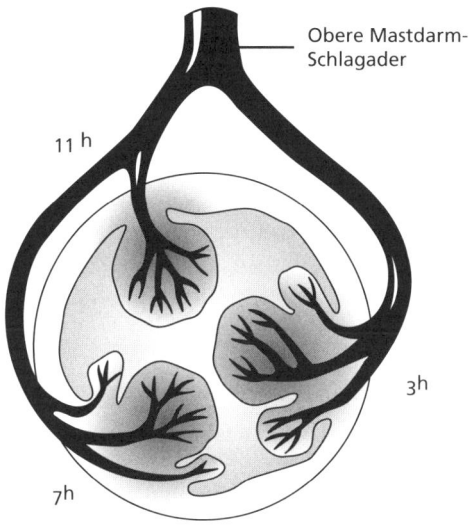

Abbildung 17: Lage der Hämorriden (Querschnitt).
Bedingt durch die drei Schlagaderzuflüsse haben Hämorriden bei den meisten Menschen die gleiche Position: in Steinschnittlage rechts vorn und hinten sowie links in der Mitte (11,7 und 3 Uhr SSL).

Wie häufig sind Hämorriden?

Hämorriden sind die verbreitetste Enddarmerkrankung, sie können in jedem Lebensalter auftreten – auch bereits bei Kindern, und zwar unabhängig vom Geschlecht. Frauen und Männer unterscheiden sich hier nicht. Am häufigsten ist das Hämorridalleiden im mittleren Lebensalter – zwischen dem 30. und 50. Lebensjahr.

Wie entstehen Hämorriden?

Die Wandstrukturen der Schlag- und Blutadern im hämorridalen Schwellkörper bestehen aus Bindegewebe. Ein ererbtes lockeres Bindegewebe erleichtert daher die Bildung von Hämorriden.

Vor allem, wenn ein hoher Innendruck die zartwandigen Blutgefäße zu stark ausweitet, können sie sich nicht mehr hinreichend verkleinern: sie leiern sozusagen aus und erweitern sich zunehmend. Es entstehen Hämorriden.

Ein zu starker Druck entsteht vor allem bei einer faserarmen Ernährung und bei einer chronischen Verstopfung. Aber auch falsches Stuhlverhalten, so genanntes Nachpressen, Zeitungslesen auf dem WC »fördert« das Hämorridalleiden.

Neben diesen eigentlichen Ursachen gibt es zahlreiche Auslöser von Hämorridalbeschwerden: in der Schwangerschaft, aber auch dann, wenn bei längerem Abführmittelgebrauch oder chronischen Durchfällen der Schließmuskel schrumpft und sich verengt, Übergewicht, ungewohnte körperliche Anstrengungen, extremer Alkohol- und Kaffeegenuss, scharfe Gewürze oder das Sitzen auf kalter Unterlage.

Diese Verhaltensweisen beeinflussen zwar die Hämorridenentstehung nicht, aber sie können – bei bereits vorhandenen Hämorriden – die entsprechenden Beschwerden, also das Hämorridalleiden auslösen.

Wie stark können sich Hämorriden vergrößern?

Hämorriden sind ein fortschreitendes, »progredientes« Leiden. Bei fehlender, verspäteter oder gar falscher Behandlung vergrößern sie sich über kurz oder lang. Sie können letztlich sogar den Afterkanal zerstören. Vor allem unter dem Aspekt einer adäquaten Behandlung werden Hämorriden in vier verschiedene Größenstadien eingeteilt (Abb. 18).

Stadium I (Hämorriden 1. Grades)

Hier ist der hämorridale Schwellkörper lediglich innerhalb des Analkanals vergrößert. In diesem Stadium sind die Hämorriden von außen nicht sichtbar und auch nicht zu ertasten. Sie sind allein durch ein Spezialinstrument zu erkennen: den Afterspiegel (Proktoskop, Anuskop, siehe Seite 35).

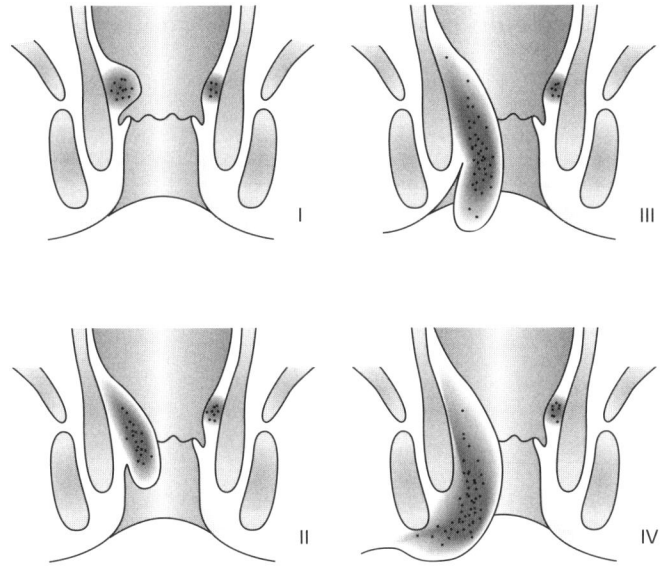

Abbildung 18: Schema der vier Hämorriden-Stadien (Längsschnitt) (gepünktelt).
Die weitaus häufigsten (inneren) Hämorriden 1. Grades sind nicht tastbar und nur mit einer Afterspiegelung (Proktoskopie) zu erkennen.

Stadium II (Hämorriden 2. Grades)

Vergrößern sich die hämorridalen Gefäßpolster weiter, so treten sie beim Pressen bzw. bei der Darmentleerung aus dem After heraus. Nach dem Stuhlgang rutschen sie dann zunächst wieder spontan in den Afterkanal zurück; manchmal gelingt dies nur, wenn man den Schließmuskel kräftig einzieht.

Stadium III (Hämorriden 3. Grades)

Nun gleiten die Hämorriden nicht nur bei der Stuhlentleerung heraus, sondern oft auch bei längerem Laufen oder schwerer körperlicher Arbeit. Auch der kontrahierte, also einziehende Schließmuskel bringt sie nicht mehr in den Afterkanal zurück, sie müssen jetzt mit dem Finger (manuell) zurückgeschoben werden.

Stadium IV (Hämorriden 4. Grades)

Schließlich vergrößern sich die Hämorriden so stark, dass sie die ganze Innenauskleidung des Afters nach außen schieben. Diese Veränderung lässt sich dann selbst mit der Hand nicht mehr beseitigen. Bei einer solchen Zerstörung des Afterkanals spricht der Spezialist von einem fixierten Aftervorfall (Abb. 19).

Welche Beschwerden machen Hämorriden?

- Vergrößert sich der hämorridale Schwellkörper, so ist damit der Feinschluss des Afters gestört. Nun kann Darmschleim aus dem unteren Mastdarm nach unten in den normalerweise trockenen Afterkanal und auf die Afterhaut gelangen. Zunächst ist dieser unkontrollierbare Schleim-

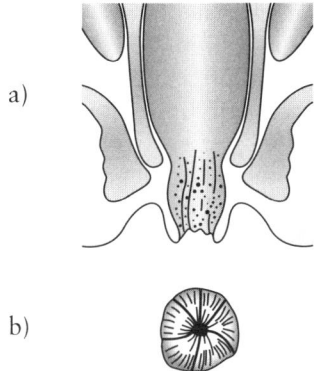

a)

b)

Abbildung 19: Aftervorfall = Analprolaps.
Hierbei treten die massiv vergrößerten Hämorriden –
oft zusammen mit der Innenauskleidung des Analkanals – beim Stuhlgang bzw. bei körperlicher Anstrengung aus dem After heraus. Blutungen und
Stuhlschmieren sind dabei die unangenehmen Beglei-
terscheinungen.
a) Längsschnitt
b) Aufsicht

austritt nicht zu spüren, später fällt dem Betroffenen ein
Nässen auf, das fälschlicherweise oft als »Schwitzen« in-
terpretiert wird. Nun ist der hochempfindliche Afterkanal
und die sensible Afterhaut für eine solche dauernde
Schleimbenetzung nicht vorgesehen bzw. konstruiert; sie
wird gereizt. Zunächst juckt es nur gelegentlich, später
dauernd. Dann kommen Brennen und Wundsein hinzu –
bis zum akuten oder chronischen Hautausschlag, der dann
noch mit Pilzen infiziert wird. Gern verstärkt sich Schleimabgang und Hautreizung bei längerem Laufen. Man
spricht dann von einem »Wolf«.
• Wenn sich Hämorriden bilden, werden die Wandungen der
kleinen Schlag- und Blutadern immer dünner. Bei festerem
Stuhl reißen sie dann ein, und es treten frische, hellrote

Blutungen auf. Zunächst vielleicht nur beim Säubern, später stärker nach dem Stuhl ins WC-Becken tropfend. Übrigens wird dabei die Blutmenge in der Regel weit überschätzt; es kann sich nur um wenige Milliliter handeln. Aber Blut ist ein intensiver Farbstoff.

Chronische, also immer wieder auftretende Hämorridenblutungen können über Monate zu einer Blutarmut (Anämie) führen mit dann eingeschränkter Leistungsfähigkeit.

- Nicht selten vermitteln Hämorriden einen Druck im After oder das Gefühl unvollständiger Stuhlentleerung.

- Selten sind kurzzeitige, heftige Afterkrämpfe, die meistens nachts und überwiegend bei Frauen auftreten (Proctalgia fugax). Bei Männern können Hämorriden ähnliche Beschwerden machen wie eine chronische Prostataentzündung: ein dumpfer Druck im Damm.

- Nicht nur in den Blutadern des Afterrandes bilden sich als Hämorridenfolge Blutgerinnsel, also Thrombosen (Analthrombose, siehe Seite 46). Auch in den vergrößerten Hämorridalpolstern selbst können Blutgerinnsel entstehen, die dann in äußerst schmerzhafter Weise die Hämorriden aus dem After herausdrücken (»eingeklemmte« Hämorriden).

Wie werden Hämorriden festgestellt?

Da typische »Hämorridenbeschwerden« auch durch andere höher liegende Prozesse des Mastdarms hervorgerufen werden können, bedarf es – unabhängig von den Beschwerden und dem Hämorridengrad – immer einer kompletten Untersuchung des Enddarms.

Die häufigsten, nämlich erstgradige Hämorriden lassen sich nur mit einem Afterspiegel (siehe Seite 35) feststellen. Für den austastenden Finger sind die vergrößerten Hämorridalpolster zu weich, um sie spüren. Weder mit dem Rektoskop (siehe Seite 34) noch mit dem Koloskop (siehe Seite 37) lässt sich die Frage nach Hämorriden sicher beantworten. Stärkere Veränderungen (Hämorriden 2. bis 4. Grades), eine Hämorridalthrombose oder ein Aftervorfall sind vom Spezialisten in der Regel mit einem Blick zu erkennen. Im Zweifel wird er den After auf dem WC während des Stuhlpressens inspizieren.

Welche Behandlungsmöglichkeiten gibt es?

Neben den allgemeinen Empfehlungen zur Ernährung und zum Stuhlverhalten (siehe Seite 159) gibt es zwei Behandlungsprinzipien.

- Zunächst lassen sich die Beschwerden selbst lindern oder zumindest kurzfristig beseitigen – ohne dass sich an den Ursachen, also den Hämorriden selbst etwas ändert. Diese »symptomatische« Behandlung geschieht in der Regel mit Pasten, Cremes, Lotionen, Tinkturen oder auch Salben. Bei Brennen im Inneren des Afters helfen am besten Analtampons. Dies sind besondere Zäpfchen, die über einen Mullstreifen im Analkanal platziert werden und deren Wirkstoffe dann auch dort frei werden. Normale Zäpfchen dagegen rutschen am Ort des Geschehens vorbei in den Mastdarm, wodurch ihre Wirkung begrenzt ist. Zu dieser »symptomatischen« Behandlung gehört auch eine sinnvolle Analhygiene (siehe Seite 165). Der Nachteil dieses Therapieprinzips besteht in einer nur relativ kurzzeitigen Linderung der Beschwerden. Das Hämorridalleiden selbst schreitet dagegen weiter fort. Deshalb sollte im Vordergrund die Wiederherstellung des regulären hämorridalen Schwellkörpers, also des hämorridalen Ringschwammes stehen. Eine solche

ursächliche (kausale) Behandlung richtet sich im einzelnen
nach dem jeweiligen Hämorridenstadium. Übrigens sind
die meisten dieser ursächlichen Therapieverfahren schmerzfrei und ambulant durchführbar.

Die Verödung (Sklerotherapie) (Abb. 20)

Für ihre Verödung (Sklerosierung) werden die Hämorriden
mit dem Afterspiegel sichtbar eingestellt. Danach werden in
die vergrößerten Gefäßpolster selbst oder in die Nähe der sie
versorgenden Schlagaderäste geringe Mengen eines Medika-
mentes eingespritzt. Da dort keine Schmerznerven existieren,
ist dies in der Regel schmerzfrei. Auf die gespritzten Substan-

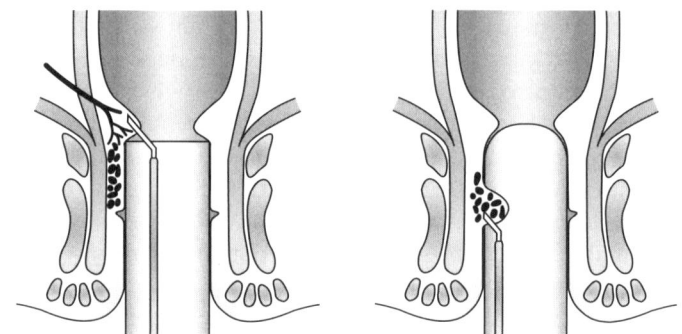

Abbildung 20: »Verödung« = Sklerosierung von Hämorriden 1. Gra-
des.
Ein Verödungsmittel wird durch einen Afterspiegel
neben die Hämorriden-Schlagader gespritzt (links:
Methode nach BLANCHARD) oder direkt in die
Hämorride (rechts: Methode nach BLOND). Die dar-
aus entstehende Entzündungsreaktion lässt dann die
Hämorride schrumpfen.

zen reagiert das Gewebe mit einer nicht-bakteriellen Entzündung, die Hämorriden schrumpfen schließlich. »Aus Weintrauben werden wieder Rosinen«.

Meist treten bereits nach der ersten Sklerosierung keine weiteren Blutungen mehr auf –auch wenn die Hämorriden dann noch nicht beseitigt sind. Dazu bedarf es oft drei, vier oder selten noch mehr Sitzungen. Meist sind erst dann auch Juckreiz, Wundsein und Ausschlag verschwunden. Da die komplette Sklerotherapie einige Wochen in Anspruch nimmt, kann vorübergehend begleitend eine symptomatische Behandlung mit Cremes bzw. Analtampons hilfreich sein.

Obwohl der erfahrene Spezialist meistens beschwerdefrei verödet, lassen sich Nebenwirkungen und Komplikationen nie sicher ausschließen. Diese reichen von einem kurzzeitigen Ziehen bis zur leichten Blutung.

Gummiring-Abbindung (Ligatur nach BARRON) (Abb. 21)

Ambulant durch den Afterspiegel wird mit zwei Instrumenten – Zange und Applikator – ein winziger (ca. 5 mm Ø) elastischer Ring über die Hämorride gestülpt. Damit wird diese Hämorride stranguliert, ihre Blutzufuhr abgedrosselt; sie stirbt allmählich ab.

In den folgenden zwei Wochen geht dieser abgestorbene Hämorriden-Knoten dann unbemerkt mit dem Stuhl ab. Hierbei kann es gleichzeitig zu einer Blutung kommen. Extrem selten sind stärkere, behandlungsbedürftige Nachblutungen oder auch Thrombosen.

Die Gummiring-Abbindung ist eine – verzögerte – Operation. Da sie aber – wie die Verödung – im nervenarmen Bereich des Enddarms erfolgt, ist sie in der Regel schmerzlos. Der Eingriff dauert nur wenige Minuten und beeinträchtigt weder die Arbeitsfähigkeit noch sonstige Aktivitäten. Die kleine Schleimhautwunde im Inneren des Afters heilt problemlos

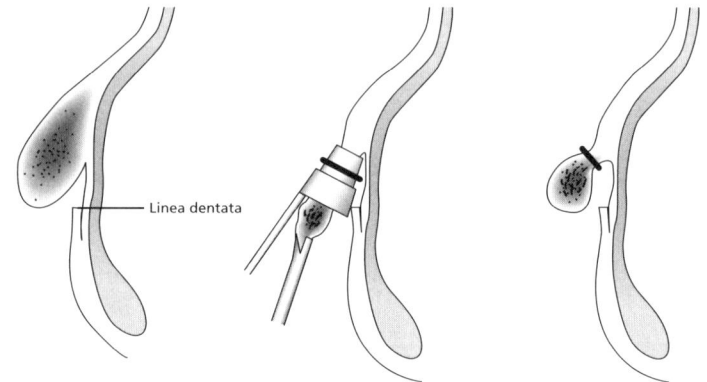

Linea dentata

Abbildung 21: Gummiring-Abbindung (Ligatur) von Hämorriden
2. Grades.
Durch einen vorn offenen Afterspiegel (Proktoskop)
wird mit einem Spezialgerät ein kleiner Neopren-
Ring um die Hämorriden-Basis platziert : die Hämorride trocknet ein und fällt in den folgenden Wochen ab. Auch ein innerer Vorfall (s. Seite 93) lässt
sich so im Anfangsstadium sanieren.

nach 3–4 Wochen, sodass spätestens dann weitere Behandlungen möglich sind. Wegen des Blutungsrisikos darf sie allerdings nicht bei Patienten angewandt werden, die starke blut-
gerinnungshemmende Medikamente (Marcumar®) einneh-
men. Auch sollten Reisen, bei denen eine ärztliche
Blutstillung nicht möglich ist, in den folgenden zwei Wochen
unterbleiben.
Dieses Verfahren ist nur bei größeren Veränderungen, also bei
zweitgradigen Hämorriden oder bei einzelstehenden dritt-
gradigen Hämorriden angezeigt. Vielfach ersetzt sie heute die
früher hier notwendigen stationären Operationen.

Hämorriden-Operationen

Bei Hämorriden dritten und vierten Grades ist die Wiederherstellung des ursprünglichen hämorridalen Gefäßpolsters in der Regel nur mit einer Operation möglich – in Vollnarkose oder Regionalbetäubung. Besonders bewährt hat sich die sehr schonende Steißbeinbetäubung (Kaudalanästhesie). Wegen der höheren Komplikationsrate und der notwendigen Schmerz- und Wundbehandlung muss sehr genau abgewogen werden, ob Hämorriden-Operationen ambulant oder eher stationär durchgeführt werden. Bei einem Eingriff, mit dem der gesamte Analkanal wieder rekonstruiert wird, ist ein einwöchiger Klinikaufenthalt sinnvoll.

Mit der Steißbeinbetäubung ist der Stuhlgang nach der Operation in den ersten 24 Stunden problemlos. Spätere Wundschmerzen lassen sich mit den heutigen Schmerzmitteln gut beherrschen. Mit Sitzbädern (Kochsalz oder Kamille) lassen sich die Wundreizungen durch den Stuhl rasch beseitigen.

Vor allem bei Männern kann es nach der Operation in den ersten Tagen zu Schwierigkeiten beim Wasserlassen kommen. Wenn in den ersten Tagen die Winde nicht richtig gehalten werden können, so hängt dies mit der naturgemäß starken Reizung (Irritation) der Enddarmstrukturen zusammen. Spätestens aber nach wenigen Wochen funktioniert die Wind- und Stuhlkontrolle wieder einwandfrei. Eine Nachblutung in der ersten Woche nach der Operation ist selten.

- Solange die vorfallenden Hämorriden voneinander abgegrenzt sind und sich gut mit der Hand in den Afterkanal zurückschieben lassen, ist ihre segmentförmige Entfernung das international bewährteste und erfolgversprechendste Verfahren. Die Segment-Hämorridektomie nach MILLIGAN und MORGAN wurde bereits in den 30er Jahren von zwei Engländern in die Therapie eingeführt. Ein eventuell verengter Schließmuskel wird vor der Operation auf die ursprüngliche Weite wieder vorsichtig gedehnt, um eine komplikationslose Wundheilung sicherzustellen. Der

Schließmuskel selbst wird bei der Operation übrigens in
der Regel nicht betroffen. Wichtig ist außerdem, dass
zwischen den einzelnen herausoperierten Hämorriden genügend Afterauskleidung zurückbleibt. Dies ist für das
spätere Feingefühl und damit für den Feinschluss des
Afterkanals entscheidend.

- Um 1990 wurde eine neue Operation bei Hämorriden III.°
(und II.°) von KOBLANDIN und LONGO eingeführt.
Hierbei erfolgt mit einem in den After eingeführten Rund-
klammer-Gerät (»stapler«) die Entfernung der Hämorriden
im Inneren, also dort, wo es praktisch keine Schmerznerven
gibt. Gleichzeitig wird die nach außen verschobene Innenauskleidung nicht entfernt, sondern innen an ihrem
Stammplatz wieder angeheftet. Gegenüber den Standard-
eingriffen ergeben sich daraus vier wesentliche Vorteile:
  - geringere Operationsschmerzen
  - vermindertes Komplikationsrisiko
  - kürzerer Klinikaufenthalt
  - schnellere Arbeitsfähigkeit
Da die eigentliche Operation nicht unter Sicht erfolgt – im
Gegensatz zu den Standardverfahren –, erfordert die Operation mit dem »Stapler« vom Chirurgen überdurch-
schnittliche enddarm-chirurgische Erfahrung. Nur dann
kommen die besonderen Vorteile der Methode auch zum
Tragen. Allerdings können auch bei der Longo-Operation
Blutungen auftreten, sehr selten auch vorübergehende
Probleme beim Wasserlassen und bei der Stuhlkontrolle,
auch einmal Wundheilungsstörungen. Diese Komplikationen sind wesentlich seltener als bei den Standardverfahren;
trotzdem kann eine stationäre Überwachung für 3–4 Tage
notwendig sein.

- Hat der extrem vergrößerte hämorridale Schwellkörper
den Analkanal so zerstört, dass er ringförmig aus dem After
heraustritt und dabei die Afterauskleidung selbst nach außen schiebt, so muss dann der Afterkanal wieder plastisch
rekonstruiert werden, vor allem, wenn ein solcher After-

vorfall bereits fixiert, also verwachsen ist. Bei einer solchen Operation wird nicht nur das überschießende Hämorridal-gewebe entfernt, sondern die nach außen geschobene In-nenauskleidung des Afters wieder zurückverlagert – wich-tig für das Feingefühl im After. Hierfür wurden in den letzten Jahrzehnten zwei Verfahren entwickelt:
– die analplastische Hämorridektomie nach PARKS
– die U-Lappen-Plastik nach FANSLER-ARNOLD
Diese plastischen Rekonstruktionsverfahren stellen an das Können des Enddarm-Chirurgen ungewöhnlich hohe An-forderungen.

Was können Sie selbst gegen Hämorriden tun?

Achten Sie auf eine ballastreiche und faserreiche Kost und auf das richtige Stuhlverhalten. Wichtig ist dies vor allem, um nach einer erfolgreichen Hämorridenbehandlung die Neubil-dung von Hämorriden zu verhindern (siehe Kapitel »10 Re-geln für einen gesunden Enddarm«, Seite 158).

Afterriss (Analfissur) (Abb. 22)

Was ist eine Analfissur?

Nicht selten als Folge und Komplikation eines Hämorridallei-dens entsteht ein äußerst schmerzhafter Defekt unmittelbar am Afterausgang. Seinen Namen verdankt dieses Krankheitsbild der schlitzförmigen Form und dem »Rissgefühl« beim Stuhl-gang. Es handelt sich aber um eine schlecht heilende Wunde, aus

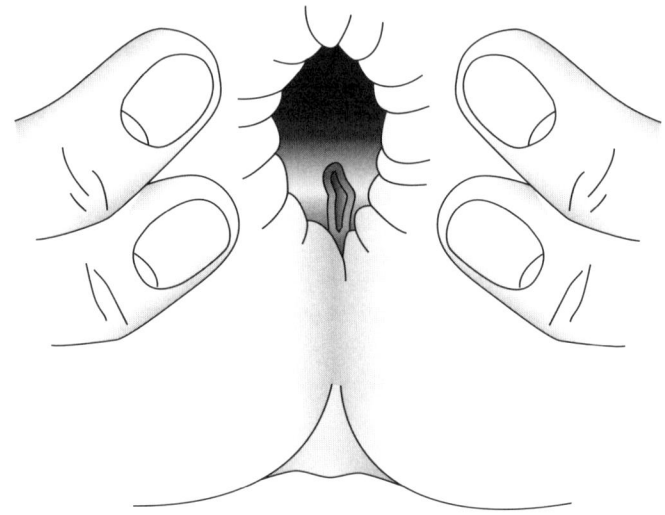

Abbildung 22: Afterriss = Analfissur.
　　　　　　　Dieser zunächst frische Defekt der Afterinnenhaut
　　　　　　　(Anoderm) macht die Stuhlentleerung meist sehr
　　　　　　　schmerzhaft – gelegentlich mit hellroten Blutspuren
　　　　　　　am Toilettenpapier. Nach längerer Zeit entwickelt
　　　　　　　sich ein Geschwür, das den Schließmuskel angreift.

der sich dann ein Geschwür (Analulcus) entwickelt. Dieser
Defekt reicht oft bis an den inneren Schließmuskel.
Bei frischen Fissuren steht die akute Entzündung im Vordergrund mit ungewöhnlich heftigen stechenden, brennenden
und manchmal krampfartigen Schmerzen bei der Stuhlentleerung – oft stundenlang anhaltend. Dazu zeigt sich häufig eine
hellrote Blutspur am Stuhl.
Gelingt es im akuten Stadium nicht, diesen Defekt auszuheilen,
so entwickelt sich in einigen Wochen ein chronisches Geschwür,
die chronische Analfissur. Zwar lassen dann die Schmerzen in

ihrer Heftigkeit etwas nach, jedoch dringt hierbei dieses Geschwür immer weiter in den Schließmuskel hinein. Mit dieser fortschreitenden Zerstörung des Schließmuskels bildet sich dort ein kleiner Abszess und schließlich eine Fistel – mit den daraus folgenden Problemen (siehe Seiten 49 und 79).

Wie entsteht eine Analfissur?

Ursächlich für diese Erkrankung sind zweifellos mehrere Faktoren.

Dehnungsschmerzen mit kleineren Verletzungen sind bei etwas festerem Stuhlgang nichts Ungewöhnliches. Bei einem gesunden After lassen diese nach wenigen Minuten nach. Bei gleichzeitig vorhandenen Hämorriden jedoch, bei vorwiegend breiigen Stühlen (Abführmittelmissbrauch, chronischer Durchfall) oder bei chronischer Verstopfung mit knolligem Stuhl, bei sehr tiefen Krypten (siehe Analfistel, Seite 79) heilen diese kleinen Defekte nicht, sie bleiben offen und vergrößern sich.

Welche Behandlungsmöglichkeiten gibt es?

Entscheidend für eine erfolgreiche Behandlung ist zunächst eine faser- bzw. ballastreiche Ernährung (siehe Seite 161) und ein körpergerechtes Stuhlverhalten (siehe Seite 159).

In relativ frischem Stadium (akute Analfissur) gelingt es dann meist, mit Salben und Analtampons – eventuell unter zusätzlicher Anwendung eines Analdehners (Abb. 23) – diesen Defekt auszuheilen. Die erste Untersuchung gelingt oft nur in örtlicher Betäubung. Zweckmäßigerweise werden dann gleich die in der Regel vorhandenen erstgradigen Hämorriden ver-

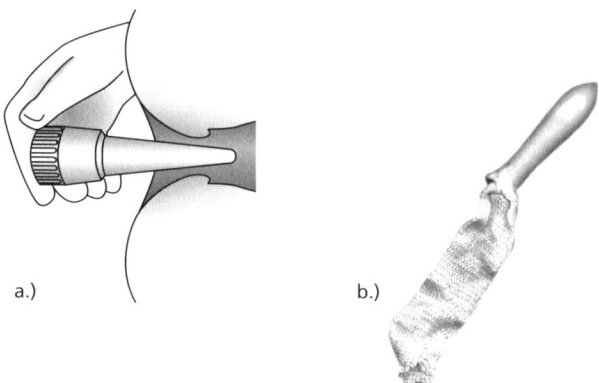

Abbildung 23: Behandlung mit dem Analdehner.
Der frische Afterriss kann mit der Salbenbehandlung über einen Analdehner (a) und mit Analtampons (b) meist noch ausheilen. Auch Enddarm-Operierte werden hiermit gelegentlich nachbehandelt.

ödet. Mit Analtampons oder auch mit gezielt eingebrachten schmerzlindernden Cremes bzw. Salben (z.B. mit Lidocain 1–5%ig) lassen sich diese Wirksubstanzen unmittelbar auf den geschwürigen Defekt bringen. Werden schmerzstillende und wundheilende Salben über einen Analdehner in den Afterkanal eingebracht, so kann gleichzeitig die sehr unangenehme Schließmuskelverkrampfung sanft gelöst werden (siehe Seite 78). Der gleiche Effekt kann auch mit Nitroglycerin-haltiger (GTN)-Creme erzielt werden.

Führen diese »konservativen« Maßnahmen nicht zum Erfolg, so muss operiert werden – auch dann, wenn die Beschwerden relativ gering erscheinen bzw. mit Analtampons erträglich sind. Denn wenn das Geschwür nicht beseitigt wird, frisst es sich immer weiter in den Schließmuskel hinein und führt

letztlich zu einer Analfistel und einem verminderten Afterfeinschluss.

Analfissuren werden in der Regel ambulant operiert, entweder
in Vollnarkose oder in einer so genannten Regionalanästhesie,
seltener in örtlicher Betäubung.

Der Enddarm-Chirurg wird zunächst das Geschwür selbst
sorgfältig herausschneiden zusammen mit den narbigen Wül-
sten und den derben Veränderungen innerhalb und außerhalb
des Afters. Dabei muss außerhalb des Afters auch gesunde
Haut entfernt werden. Ein solches äußeres Drainage-Dreieck
ist entscheidend für eine ungestörte Wundheilung.

Solange dieses Geschwür den Schließmuskel noch nicht ange-
griffen hat, wird dieser dabei in der Regel nicht verletzt. Oft
versteckt sich hinter dem Geschwür noch eine tiefe Schleim-
hauttasche (Krypte, blinde innere submuköse Fistel). Diese
muss in jedem Fall mit entfernt werden. Eine so genannte
»Verschorfung« oder »Verschweißung« stellt im Übrigen
keine wirksame Behandlung dar – im Gegenteil, der vielleicht
noch intakte Schließmuskel wird beschädigt, und die eigentliche Ausheilung wird dadurch nur behindert bzw. verschleppt.

Gleichzeitig mit der operativen Entfernung des Geschwürs
muss fast immer die vorhandene Schließmuskelverengung
(Analstenose) beseitigt werden, da sonst die Wunde nicht
oder nur sehr verzögert ausheilt.

Schließmuskeldehnung

Solange der Schließmuskel noch hinreichend elastisch ist, wird
er vorsichtig für einige Minuten auf drei bis vier Querfinger
auf seine ursprüngliche Weite aufgedehnt. Hierbei wird der
Spezialist darauf achten, dass Schließmuskelfasern nicht unkontrolliert zerreißen.

Schließmuskeleinkerbung

Vor allem bei älteren Menschen ist der Schließmuskel oft bereits sehr starr. Trotz größter Vorsicht können dann beim Dehnen unkontrolliert Schließmuskelfasern zerreißen. In diesen – relativ seltenen – Fällen muss dann ein kleiner Bereich des inneren Schließmuskels auf der Seite eingekerbt werden, um so das gesamte Schließmuskelorgan zu entspannen.

Die Operationswunden dürfen keinesfalls vernäht werden. Sonst würden sich unter der Naht die dort immer vorhandenen Stuhl- und Darmbakterien vermehren und Eiterherde bilden. Bleiben die Wunden dagegen offen, heilen sie von der Seite und aus der Tiefe heraus aus. Keinesfalls stören dabei der eigene Stuhl oder andere äußere Verunreinigungen. Das während der Heilungsphase sich bildende Wundsekret ist harmlos. Dieses Prinzip gilt übrigens für fast alle Enddarm-Operationen.

Was können Sie selbst tun?

Mit einer ballastreichen und flüssigkeitsreichen Nahrung sollten Sie konsequent dafür sorgen, dass Ihr Stuhl nicht zu fest und nicht zu breiig ist. Optimal ist ein weicher, aber immer noch geformter Stuhl.

Afterverengung (Analstenose)

Vielerlei Faktoren – Abführmittelmissbrauch, chronische Durchfälle, Entzündungen des Afterkanals, Operationsnarben – können das Schließmuskelorgan verengen. Extrem selten sind Afterverengungen angeboren.

An sich ist eine solche Analstenose harmlos. Aber ein verengter After neigt sehr viel häufiger zu Erkrankungen wie Hämorriden und Fisteln. Er sollte daher möglichst wieder erweitert werden.
Lässt sich die Ursache einer Analstenose, etwa ein chronischer Durchfall, nicht beseitigen, so sollte der Betroffene sich seinen Schließmuskel mit einem Analdehner regelmäßig selbst erweitern.

Welche Behandlungsmöglichkeiten gibt es?

So weit möglich, sollten zunächst die Ursachen beseitigt werden: also zu weiche Stühle und Entzündungen im After. Danach wird der Schließmuskel vorsichtig gedehnt oder – seltener – eingekerbt (siehe Seite 78). Engen narbige Verwachsungen nach größeren und schlecht verheilten Enddarm-Operationen das Schließmuskelorgan ein, werden die einengenden Narbenpartien operativ entfernt.

Fistelleiden, Analfisteln (Abb. 24)

Was sind Fisteln?

Analfisteln sind eitrige Verbindungsgänge zwischen dem Analkanal oder dem Mastdarm und der Afterumgebung. Ausnahmsweise können Fisteln sich allein im Afterinneren erstrecken und dabei die unterschiedlichsten Schließmuskelteile unterminieren. Fisteln haben in der Regel zwei Ausgänge – einen inneren und einen äußeren; man spricht dann von einer kom-

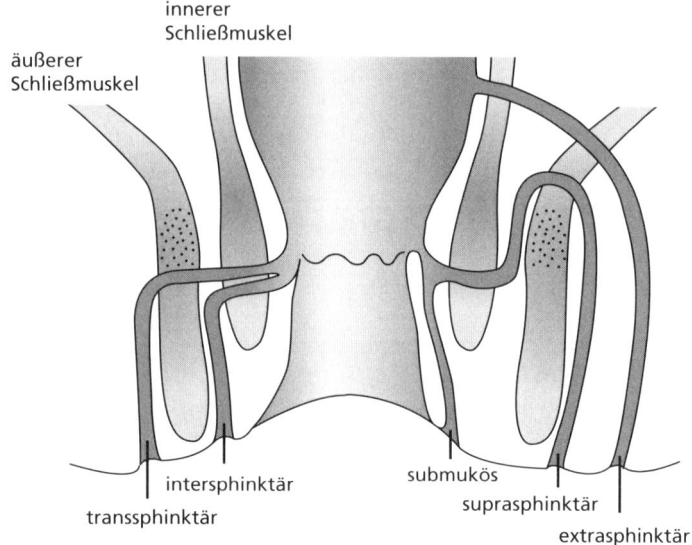

innerer
Schließmuskel

äußerer
Schließmuskel

intersphinktär

transsphinktär

submukös

suprasphinktär

extrasphinktär

Abbildung 24: Analfisteln (Längsschnitt des Analkanals).
Je nach Lage des Fistelganges – insbesondere in Bezug
auf die Schließmuskulatur – werden fünf verschiedene Grundtypen unterschieden. Sie erfordern ein
unterschiedliches operatives Vorgehen.

pletten Fistel. Selten ist nur eine – innere oder äußere – Öffnung vorhanden, man spricht dann von einer inkompletten
Fistel. Fistelgänge können sich verzweigen mit mehreren äußeren oder inneren Öffnungen: Fuchsbaufisteln, oder bogenförmig verlaufen: Hufeisenfisteln. Fistelgänge können vom
Mastdarm in die Scheide ziehen (Enddarm-Scheidenfistel)
oder – extrem selten bei einem Morbus Crohn – auch den
Darm mit der Blase verbinden (Enddarm-Blasenfistel). Zwar
sind die meisten Fisteln recht einfach, können aber auch extrem kompliziert verlaufen. Daher gilt das Fistelleiden auch
als proktologische »Kriminalistik«.

Wie häufig sind Fisteln?

Meist treten Analfisteln bei Erwachsenen im mittleren Lebensalter auf; Männer sind dreimal so häufig betroffen wie Frauen. In der Regel sind Ausgangspunkt der Fisteln Entzündungen der Krypten bzw. der Analdrüsen (siehe Seite 23). Infizieren sich diese in der Tiefe des Afters, so kommt es hier zu einem kleineren Abszess, der sich unkontrolliert im Bereich des Schließmuskelorgans und seiner Umgebung ausbreitet, um dann als große Eiteransammlung (siehe Seite 49) neben dem After zu erscheinen. Platzt dieser Abszess unter heftigen Schmerzen auf oder wird er operativ eröffnet, so resultiert eine unnatürliche Verbindung zwischen der ursprünglichen Krypte bzw. Afterdrüse und der Abszessöffnung.
Seltener sind Fisteln die Folge einer Analfissur (siehe Seite 73) oder einer chronischen Entzündung des Enddarms – etwa bei einer Crohn'schen Krankheit (Morbus Crohn) (siehe Seite 100). Auch gibt es angeborene Störungen der Haarbalgdrüsen in der Afterumgebung, aus der sich eitrige Gänge unter der Haut entwickeln, ohne dass der Schließmuskel selbst betroffen sein muss.

Welche Beschwerden macht eine Fistel?

Aus Fistelgängen sondert sich laufend eitriges Sekret ab: unangenehmes Nässen und Schmieren – oft mit einer Reizung der Afterumgebung.
Verklebt vorübergehend ein Fistelgang, so täuscht dies zunächst eine spontane Heilung vor. Über kurz oder lang aber bildet sich in der Tiefe erneut ein Abszess, der sich wiederum schmerzhaft nach außen entleert oder operativ eröffnet wer-

den muss. Dabei werden mit jedem neuen Abszess Fasern der Schließmuskulatur zerstört.

Fistelgänge können über Wochen und Monate, manchmal sogar über Jahre verkleben, bevor sie als Abszess wieder aufbrechen und erneut Eiter absondern.

Wie wird eine Fistel diagnostiziert?

Bereits die Vorgeschichte gibt entsprechende Hinweise. Bei einer genauen Inspektion der Afterumgebung lässt sich die äußere Fistelöffnung durch eine Einziehung oder auch als kleinere Wucherung mit einem zentralen Defekt erkennen. Mit einer Sonde – unter gleichzeitiger Austastung des Afterinneren – lässt sich dann der Gangverlauf feststellen. Bei einer kompletten Fistel ist so die innere Öffnung häufig gut darstellbar. Ist eine Fistel verklebt, so lässt sich der verdickte Fistelstrang oft durch sorgfältiges Betasten erkennen.

Wünschenswert für die notwendige – nur operativ mögliche – Sanierung ist es, den gesamten Fistelverlauf im Inneren des Schließmuskelorgans festzustellen, z.B. während der Operation mit einer eingespritzten Farblösung. Dagegen bringt eine Röntgendarstellung hier keinen zusätzlichen Nutzen; dies gilt – mit seltenen Ausnahmen – auch für die Ultraschalluntersuchung des Enddarms.

Welche Behandlungsmöglichkeiten gibt es?

Mit Medikamenten – Salben, Zäpfchen, Tabletten usw. – lassen sich Fisteln nicht ausheilen. Antibiotika helfen bei Afterabszessen nicht – im Gegenteil: sie verschleppen eine rechtzeitige und effektive Behandlung. Abszesse und Fisteln – letztere mit seltenen Ausnahmen – müssen operiert werden, und zwar möglichst rasch. Nur die möglichst baldige Eröffnung (Inzision) eines Abszesses verhindert seine weitere Ausbreitung – mit der Gefahr einer Blutvergiftung (s. auch S. 49).

Die meisten Abszesse und Fisteln können ambulant operiert werden – entweder in Vollnarkose oder in einer Regionalanästhesie, nur ausnahmsweise in örtlicher Betäubung.

Für die Sanierung eines Fistelleidens werden die Fistelgänge komplett gespalten und breit offen gelegt. Das entzündliche und zerstörte Gewebe wird komplett entfernt. Die oft sehr breiten Wunden dürfen nicht vernäht werden, sie heilen aus der Tiefe und von der Seite her innerhalb weniger Wochen mit einer reizlosen Narbe aus.

Je nach Fistelverlauf können dabei auch Teile des Schließmuskelorgans mit entfernt werden. Aufgrund der besonderen Arbeitsteilung der einzelnen Muskeln ist dies möglich, ohne die Stuhlkontrolle zu vermindern. Glücklicherweise durchziehen 95% aller Fisteln nur die Teile der Schließmuskulatur, die für die Stuhlkontrolle entbehrlich sind.

Fisteln mit sehr hoch gelegenem Ursprung oder Verlauf, wenn also auch die höheren Teile des Schließmuskelorgans betroffen sind, erfordern in der Regel ein sehr viel aufwändigeres Vorgehen. Der Fistelgang wird hierbei herausgeschält und die innere Öffnung »plastisch« verschlossen. Damit dieser innere Verschluss zuheilen kann, muss eine Stuhlentleerung in der Heilphase möglichst verhindert werden. Dafür wird der Patient teilweise mit so genannter »Astronautenkost« ernährt.

Bei besonders kompliziert verlaufenden Fisteln, oft im Rahmen einer Crohn'schen Erkrankung kann es notwendig sein, zunächst einen oder mehrere Dränagefäden in diese Fistelgänge einzulegen. Diese Fadendränage soll den Fistelgang mit eventuellen Nebengängen säubern und für die eigentliche Operation vorbereiten. Ist eine operative Sanierung – aus welchen Gründen auch immer – nicht möglich, können damit über Jahre die immer wieder drohenden Analabszesse verhindert werden; kleinere Fisteln können auf diesem Weg nach Wochen und Monaten sogar spontan ausheilen.

Was können Sie selbst tun?

Neben einer faserreichen Ernährung und richtigem Verhalten beim Stuhlgang sollten Sie bei Enddarmschmerzen möglichst rasch einen Spezialisten aufsuchen. Falls dieser die Diagnose »Abszess« oder »Fistel« stellt, zögern Sie die notwendige Operation nicht unnötig hinaus. Besonders ein Abszess muss möglichst umgehend eröffnet werden, um einer Ausbreitung von Fistelgängen und einer weiteren Zerstörung des Schließmuskels vorzubeugen.

Eine peinliche Analhygiene ist besonders wichtig, um die umgebende noch gesunde Haut zu schonen. Fistelsekret lässt sich am besten mit entsprechenden Verbandsvorlagen auffangen. Nach der Operation gelten die üblichen Regeln wie nach jeder Enddarm-Operation (siehe Seite 156).

Wichtig ist nach der Operation die regelmäßige Kontrolle. Ist ein Fistelleiden einmal kunstgerecht saniert, kann diese Fistel – entgegen anders lautender Befürchtungen – nicht mehr auftreten. Da aber Hämorriden einen erheblichen Einfluss auf die Entstehung neuer Fisteln an anderer Stelle haben, sollten vor allem Hämorriden kontrolliert und gegebenenfalls beseitigt werden.

Entzündungen im After: Kryptitis, Papillitis, Anitis

Wesentlich häufiger als die besonders im Enddarm gefürchtete Crohn'sche Darmentzündung sind Reizzustände des Afters, die durch Hämorriden verursacht werden. Dabei können sich die Afterdrüsen entzünden (= Kryptitis), die kleinen Erhebungen (Papillen) zwischen diesen Drüsen (= Papillitis), aber auch die Innenhaut des Afters (= Anitis) (Abb. 25).
Typisch für die Entzündung der Afterdrüsen, also einer Kryptitis ist der so genannte Intervallschmerz: Bei zunächst beschwerdefreiem Stuhlgang kommt es nach einigen Minuten zu einem mehr oder weniger heftigen, dumpfen, oft auch

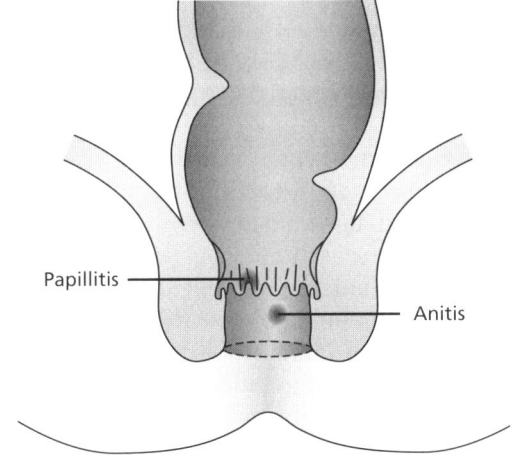

Abbildung 25: »Kleine« Entzündungen im After.
Oft als Folge von Hämorriden entzündet sich schmerzhaft die Afterinnenhaut (Anitis) mit den Krypten (Kryptitis). Häufig vergrößern sich dabei die Papillen (Papillitis) bis Polypengröße (Analpolyp s. Abb. 26).

pochenden Schmerz, der oft erst nach Stunden allmählich wieder verschwindet. Die Kryptitis gilt als Vorstufe des eigentlichen Fistelleidens (siehe Seite 79). Ursache sind oft Hämorriden oder ein innerer Mastdarmvorfall (siehe Seite 92). Mit der Verödung oder auch der Gummiring-Abbindung der Hämorriden bzw. des Schleimhautvorfalls und einer örtlichen Behandlung mit einem Analdehner und Analtampons verschwinden die Beschwerden. Geschieht dies nicht, so muss die entzündete Krypte, auch blinde innere submuköse Fistel genannt, operativ beseitigt werden. In der Regel geschieht dies ambulant. Oft jedoch sind diese Taschen so klein, dass sie mit dem für eine örtliche Betäubung eingespritzten Mittel nicht mehr erkennbar sind. Dann muss bei entsprechenden Klagen der After in Narkose untersucht und eventuell eine oder mehrere Krypten über eine »Hakensonde« herausgeschnitten werden.

Oft entzünden sich diese Taschen auch bei chronisch durchfälligem oder breiigem Stuhl, z. B. nach Abführmitteln. In diesem Fall muss gleichzeitig der Stuhlgang durch entsprechende Ernährung oder Medikamente verfestigt werden.

Am Rande entzündeter Krypten vergrößern sich die dortigen Analpapillen zu größeren Knoten (Analpolypen siehe Seite 87). Letztere können dann sogar beim Stuhlgang aus dem After heraustreten und schmerzen. Die Behandlung einer Kryptenentzündung ist dann erst mit der Beseitigung dieser »hypertrophen« Analpapillen bzw. Analpolypen möglich.

Auch eine flächige Entzündung der Afterinnenhaut (Anitis) ist zumeist eine Folge von Hämorriden und zu weichem Stuhl – etwa bei langjährigem Abführmittelmissbrauch. Dieser Reizzustand führt zu einer Verkrampfung des Schließmuskels, sodass die normalerweise völlig schmerzfreie Tastuntersuchung des Afters dann äußerst unangenehm wird.

Auch hier kommt es zunächst darauf an, die meist vorhandenen Hämorriden durch Verödung oder Gummiring-Abbindung zu beseitigen und gleichzeitig einen zu weichen Stuhl zu verfestigen. Darüber hinaus wird mit einem Analdehner

sowie mit Salbe und Analtampons diese entzündliche Afterverengung beseitigt.

Was können Sie selbst tun?

Das wichtigste ist eine faser- bzw. ballastreiche Ernährung;
Abführmittel – auch Milchzucker – verschlechtern die Situation. Ziel einer richtigen Nahrungszusammensetzung sollte
ein gut geformter Stuhl sein. Bei breiigem oder gar flüssigem
Stuhl lassen sich zwar mit dem Analdehner und Analtampons
die Beschwerden immer über eine gewisse Zeit beseitigen.
Ohne entsprechende Stuhlregulierung – und ohne Sanierung
eines Hämorridalleidens – werden die Beschwerden jedoch
immer wieder auftreten.

Gutartige Gewebswucherung im Afterkanal (Analpolyp) (Abb. 26).

Was ist ein Analpolyp?

Bei einer länger dauernden Entzündung der Analpapillen (siehe Seite 85) können sich diese immer weiter vergrößern – bis
zur Größe einer Walnuss. Diese Polypen sind derb und treten
dann beim Stuhlgang aus dem After heraus. Sie sind schmerz-
empfindlich und sollten nicht mit Hämorriden verwechselt
werden. Analpolypen weisen auf eine chronische Kryptitis
(siehe Seite 85) hin, aber auch auf ein Hämorridalleiden.

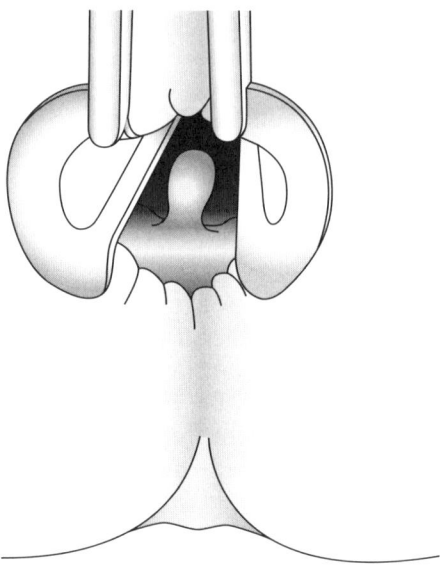

Abbildung 26: Analpolyp.
Vergrößert sich eine entzündete Papille, so entwickelt
sich ein Analpolyp (= hypertrophe Analpapille). Diese
sind gutartig, können aber bei entsprechender Größe
aus dem After treten.

Analpolypen sind – im Gegensatz zu Mastdarm- oder Dick-
darmpolypen – nicht gefährlich. Bösartige Geschwülste können aus ihnen nicht entstehen.

Welche Behandlungsmöglichkeiten gibt es?

Analpolypen werden in der Regel ambulant – oft sogar ohne
örtliche Betäubung – mit einer elektrischen Schlinge abge-

schweißt oder mit der Schere abgetragen. Anschließend kann es für ein oder zwei Tage beim Stuhlgang etwas bluten und geringfügig brennen. Nur bei extrem großen Gebilden kann ausnahmsweise ein stationärer Aufenthalt erforderlich werden – wegen der Gefahr einer stärkeren Nachblutung.

Um neue Analpolypen zu verhindern, sollte ein fast immer vorhandenes Hämorridalleiden im Anschluss an die Operation durch Verödung oder Gummiband-Ligatur saniert werden.

Was können Sie selbst tun?

Solange eine chirurgische Entfernung solcher Gebilde nicht möglich ist, müssen sie nach dem Stuhlgang mit der Hand zurückgedrückt werden. Im Übrigen werden Analpolypen von allein nicht kleiner, sondern vergrößern sich allmählich. Eine chirurgische Behandlung wird durch Verzögerung also nicht einfacher.

Erkrankungen des Mast- und Dickdarms

Mastdarmvorfall (Rektumprolaps) (Abb. 27)

Was ist ein Rektumprolaps?

Bei einem Rektumprolaps rutschen Teile des Mastdarms von oben in den Afterkanal hinein oder sogar durch diesen hindurch nach außen.

Stülpt sich der Mastdarm nur in den oberen Teil des Schließmuskels hinein, so spricht man von einem inneren oder inkompletten Mastdarmvorfall. Tritt er bis nach außen hindurch, liegt ein kompletter Rektumprolaps vor.

Frauen im mittleren Lebensalter, vor allem wenn sie Kinder geboren haben, sind weitaus häufiger von einem inkompletten Mastdarmvorfall betroffen als Männer. Ein innerer Mastdarmvorfall ist aber auch bei Männern nicht selten. Aus einem inneren, inkompletten Vorfall entwickelt sich im Übrigen nur selten ein kompletter Mastdarmvorfall.

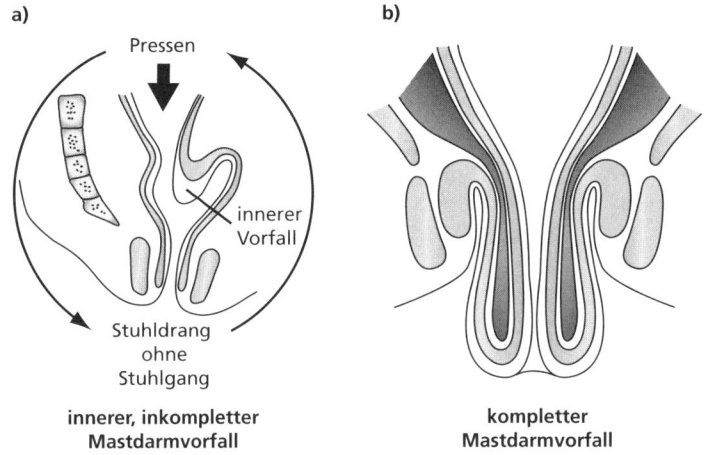

**innerer, inkompletter   kompletter
Mastdarmvorfall   Mastdarmvorfall**

Abbildung 27: Mastdarmvorfall = Rektumprolaps.
Hierbei gleitet der Mastdarm nach unten in den Afterkanal (innerer, inkompletter Vorfall) oder durch diesen hindurch nach außen (kompletter Vorfall). Nach
Monaten und Jahren degeneriert dadurch der
Schließmuskel bis zum völligen Verlust der Stuhlkontrolle.

Wie entsteht ein Rektumprolaps?

Das Bindegewebe, aus dem die Haltestrukturen im kleinen
Becken bestehen, fixiert u. a. den Darm im Bauchraum. Für
den aufrechten Gang sind diese Haltestrukturen bei vielen
Menschen zu schwach ausgebildet. Werden sie nun zu stark
belastet – durch langes Pressen, Nachpressen auf der Toilette,
belastende Sportarten, Geburten, schweres Heben –, so lockert sich dieses Bindegewebe – wie ein überdehntes Gummi-
band. Der Mastdarm sackt dann nach unten und vermittelt
fälschlicherweise ein Stuhlgefühl – ohne dass sich auf der

Toilette Stuhl entleert. Häufig bleibt dieses »Gefühl der unvollständigen Entleerung« auch nach einem erfolgreichen Stuhlgang zurück. Ein sich anschließendes Nachpressen verstärkt diesen Drang, drückt den Darm weiter nach unten und verschlimmert damit die Situation. Lockert sich die Mastdarmaufhängung weiter, so kann schließlich der Darm komplett aus dem After heraustreten.

Welche Beschwerden macht ein innerer – inkompletter – Rektumprolaps?

Stülpt sich der Mastdarm in den Afterkanal hinein, so kann sich der Schließmuskel nicht dicht abschließen. Neben dem Fremdkörper- und Stuhldrangsgefühl zeigen sich die typischen Beschwerden des mangelnden Afterfeinschlusses: Nässen, Jucken, Brennen, Wundsein, Hautausschlag am After. Gleichzeitig wird die eingestülpte Schleimhaut im Schließmuskelkanal gereizt: Es kann zu Schleimabsonderungen und zu Blutungen kommen.
Je länger ein innerer Mastdarmvorfall besteht, je mehr wird der Schließmuskel im oberen Teil an Spannkraft verlieren. Es entwickelt sich eine Stuhlhalteschwäche (Inkontinenz, siehe Seite 123).

Welche Beschwerden macht ein kompletter Rektumprolaps?

Zunächst nur beim Stuhlgang, später auch schon bei längerem Stehen oder Laufen rutscht der gesamte Darm als weiches

Gebilde aus dem After. Der Schließmuskel ist bereits deutlich degeneriert, sodass eine hinreichende Stuhlkontrolle meist nicht mehr möglich ist. Der Darm lässt sich zunächst mit der Hand wieder hineindrücken, später ist auch dies nicht mehr möglich. Die aus dem After getretene Schleimhaut sondert verstärkt Darmschleim ab verbunden mit leichten oder stärkeren Blutspuren. Verletzungen der Darmschleimhaut sind nicht selten. Die Wäsche ist immer verschmutzt.

Welche Behandlungsmöglichkeiten gibt es beim inneren Vorfall?

Voraussetzung für jede Therapie ist zunächst eine faser- und ballastreiche Ernährung (siehe Seite 161) sowie ein körpergerechtes Stuhlverhalten auf der Toilette (siehe Seite 159). Hiermit können in leichteren Fällen die Beschwerden beseitigt, vor allem aber ein Fortschreiten des Prozesses weitgehend verhindert werden.

Reicht dies nicht aus, so kann in vielen Fällen eine Gummiring-Abbindung der vorfallenden Schleimhaut helfen (siehe Seite 69). In schwierigen Fällen, vor allem bei hartnäckigem Afterhautausschlag und nachlassender Wind- und Stuhlkontrolle kann der Mastdarm vom After her durch eine Operation nach oben wieder zurückgestülpt werden. In ausgeprägten Fällen kommt auch eine Bauchoperation – ähnlich wie beim kompletten Mastdarmvorfall – in Frage (siehe unten).

Parallel hierzu muss durch entsprechende Übungen die Schließmuskulatur und die Beckenbodenmuskulatur wieder gestärkt werden (siehe Seite 128). Belastende Sportarten wie Joggen und das Tragen schwerer Lasten sind unbedingt zu vermeiden.

Welche Behandlungsmöglichkeiten gibt es beim kompletten Vorfall?

Um eine vollständige Degeneration der Schließmuskulatur bis zum kompletten Funktionsausfall zu verhindern, muss vom Bauch aus der nach unten gerutschte Darm wieder nach oben in den Bauchraum gezogen und dort fixiert werden. Hierfür gibt es verschiedene Operationsverfahren; häufig müssen gleichzeitig überschüssige Darmteile entfernt werden.

Ist eine Bauchoperation bei schlechtem Allgemeinzustand nicht mehr zumutbar, kann auch vom After aus der herausfallende Darm verkürzt und nach innen verbracht werden. Die Langzeitergebnisse des letztgenannten Eingriffs sind aber schlechter. Frühere Verfahren, bei denen durch einen in den Schließmuskel eingelegten Draht oder Kunststoffring der Darm daran gehindert wird, aus dem After herauszufallen, sind überholt. Sie verhindern die Zerstörung des Schließmuskels nicht – im Gegenteil –, sie richten meist einen zusätzlichen Schließmuskelschaden an.

Auch hier sind nach der Operation intensive Beckenboden- und Schließmuskelübungen erforderlich – am besten mit einem elektronisch gesteuerten Muskel- und Nerven-Training (siehe Seite 126). Gelegentlich kann es später sogar notwendig werden, den Schließmuskel operativ zu reparieren.

Gelingt es trotz aller Bemühungen nicht, den funktionslosen Schließmuskel wieder zu regenerieren, so muss in seltenen Fällen ein Kunstafter angelegt werden. Schließlich ist heute ein künstlicher Darmausgang besser zu versorgen als ein nicht funktionierender natürlicher After (siehe Seite 116).

Was können Sie selbst tun?

Ein kompletter Mastdarmvorfall sollte möglichst rasch operiert werden. Nur so läßt sich einer zunehmenden Schließmuskeldegeneration und Stuhlhalteschwäche vorbeugen.
Bei einem inneren Vorfall – und nach Operation eines kompletten Vorfalls – sind ballastreiche Ernährung, körpergerechtes Stuhlverhalten und sorgfältige Analhygiene (siehe Seite 159–165) besonders wichtig.
Regelmäßige Beckenboden- und Schließmuskelübungen sind unabdingbar. Besonders wirksam geschieht dies über ein elektronisch gesteuertes Muskel- und Nerventraining (ENMT = »Biofeedback«) (siehe Seite 127). Darüber hinaus sollte der Beckenboden wenig belastet werden, also keine schweren Lasten heben; statt Joggen, Hüpfen, Springen lieber Radfahren und Schwimmen. Im Übrigen ist die festere bzw. lockere Struktur unseres Bindegewebes erblich vorgegeben; Medikamente oder Massagen beeinflussen sie nicht.

Mastdarmentzündung (Proktitis) (Abb. 28)

Was ist eine Proktitis?

Eine entzündete Mastdarmschleimhaut sondert vermehrt Schleim ab – oft vermischt mit Blut. Nicht selten sind zwanghafte Stuhlentleerungen – gelegentlich bis zu 20-mal täglich (Tenesmen). Dadurch werden Lebensqualität und Arbeitsfähigkeit erheblich eingeschränkt. Verbunden mit diesen Beschwerden sind gelegentlich dumpfe Unterbauchschmerzen.

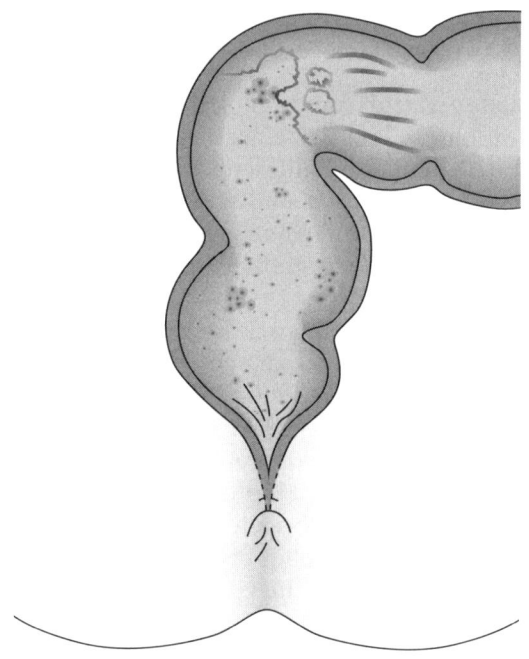

Abbildung 28: Mastdarmentzündung = Proktitis.
Häufigste Form ist die geschwürige Entzündung (Proktitis ulcerosa) – oft der Beginn einer geschwürigen Dickdarmentzündung (Colitis ulcerosa). Andere Ursachen sind ein Morbus Crohn (s. Seite 100) oder Infektionen. Außerordentlich lästig sind vor allem die häufigen zwanghaften Darmentleerungen – mit blutigem Schleim (Tenesmen).

Wie entsteht eine Proktitis?

Am häufigsten tritt eine Mastdarmentzündung auf als Crohn'-sche Krankheit (Morbus Crohn, siehe Seite 100) oder als

lokalisierte Colitis ulcerosa (siehe Seite 98). Die Ursachen
dieser beiden Erkrankungen sind nicht bekannt.

Darüber hinaus treten Mastdarmentzündungen auf nach Bestrahlung bei Prostata- oder Unterleibskrebs, infolge einer
örtlichen Infektion (auch als Geschlechtskrankheit) sowie
nach bestimmten Antibiotika oder bei einer Chemotherapie.

Auch ein Hämorridalleiden und ein innerer Mastdarmvorfall
können zu einer Entzündung des Darms führen. Seelische
Faktoren (Stress) können die Beschwerden einer Mastdarmentzündung verstärken.

Welche Behandlungsmöglichkeiten gibt es?

So weit möglich, wird die Ursache der Mastdarmentzündung
behandelt. Ein Hämorridalleiden und ein innerer Vorfall müssen saniert, eine Infektion mit entsprechenden Medikamenten
beseitigt werden.

Häufig ist jedoch eine Proktitis ursächlich nicht zu behandeln,
da die Ursache unbekannt bleibt oder nicht zu beheben ist.
Lediglich die Beschwerden lassen sich für Wochen oder Monate beseitigen.

Die Crohn-Proktitis bedarf einer besonders intensiven – medikamentösen – Betreuung durch einen Darmspezialisten; der
benachbarte Schließmuskel ist hoch gefährdet. Bei der etwas
harmloseren Proktitis ulcerosa oder Strahlenentzündung helfen in der Regel Zäpfchen oder Klistiere. In jüngster Zeit
zeichnen sich gute Erfolge mit der risikoärmeren Ozonbehandlung ab.

Was können Sie selbst tun?

Viele Patienten erfahren bei den immer wieder auftretenden
Beschwerden viel über seelischen Einflüsse. So weit möglich,
sollten diese vermieden werden. Wichtig ist ein geregelter
Tagesablauf und genügend Erholung. Nicht selten helfen psy-
chotherapeutische Verfahren wie mentales und autogenes
Training.
Selbstverständlich sollte eine faserreiche Kost und körperge-
rechtes Stuhlverhalten sein.
Viele Patienten lernen darüber hinaus vor allem bei der Prok-
titis ulcerosa, die entsprechenden Medikamente immer dann
einzusetzen, wenn die Beschwerden – oft abhängig von der
Jahreszeit – wieder auftreten.

Dickdarmentzündung – geschwürige
(Colitis ulcerosa)

Was ist eine Colitis ulcerosa?

Oft ausgehend von einer Mastdarmentzündung (Proktitis ulcerosa), kann sich eine geschwürige Dickdarmentzündung
fortlaufend nach oben über den ganzen Dickdarm ausbreiten.
Es kommt zu Bauchkrämpfen, blutig schleimigen Stuhlabgän-
gen und Durchfällen bis zu einem schweren Krankheitsgefühl.
Hierzu gehören auch Blutungen aus dem After, seltener Fieber
und Gewichtsabnahme. Betroffen ist immer nur die Schleimhaut, also die Innenauskleidung des Mastdarms und des Dickdarms.
Welche Gründe für die unterschiedlichen Krankheitsverläufe
und -ausprägungen im Einzelnen verantwortlich sind, ist bis-

her nicht bekannt. Männer und Frauen werden gleich häufig von dieser Erkrankung befallen. Meist tritt sie erstmals nach dem 20. Lebensjahr auf.

Wie entsteht eine Colitis ulcerosa?

Die Ursache der Colitis ulcerosa ist nicht bekannt. Auffallend ist das oft jahreszeitlich bestimmte Auftreten der entsprechenden Beschwerden – nicht selten in Verbindung mit seelischer Belastung.

Welche Behandlungsmöglichkeiten gibt es?

Da die Ursache dieser Erkrankung nicht bekannt ist, können lediglich die Beschwerden behandelt werden. Eine solche – symptomatische – Behandlung erfolgt je nach Beschwerdeintensität in der Regel durch Tabletten. In schwer wiegenden Fällen kann auch ein stationärer Aufenthalt erforderlich sein. Eine medikamentöse Behandlung der Colitis ulcerosa erfolgt oft über mehrere Jahrzehnte – je nach auftretenden Erkrankungsschüben. In sehr seltenen Fällen muß aber der ganze Dickdarm entfernt werden. Meistens jedoch »brennt« die Krankheit nach einigen Jahrzehnten aus.

Was können Sie selbst tun?

Zumeist ist auch hier eine ballastreiche Kost hilfreich. In einzelnen Fällen sollten raffinierte Kohlenhydrate und Milchprodukte vermieden werden. Da die Beschwerden auch von der seelischen Verfassung abhängig sind, gelten hier die gleichen Empfehlungen wie bei der Proktitis. Viele Patienten lernen darüber hinaus, die entsprechenden Medikamente immer dann einzusetzen, wenn die Beschwerden wieder auftreten.
Patienten mit einer Colitis ulcerosa neigen stärker zu bösartigen Geschwülsten des Dickdarms; deshalb sind konsequente Kontrolluntersuchungen durch eine totale Darmspiegelung dringend geboten.

Crohn'sche Krankheit (Morbus Crohn)

Was ist ein Morbus Crohn?

Die Crohn'sche Krankheit ist eine Entzündung des Verdauungskanals. Extrem selten kann sie in der Speiseröhre oder im Magen auftreten, am häufigsten ist sie am Übergang vom Dünndarm in den Dickdarm, nicht selten an einzelnen Stellen des Dickdarms, aber auch im Enddarm und am After. Dabei entstehen Geschwüre in der Schleimhaut und in der darunter liegenden Muskulatur; dies kann auch zu Abszessen und Fisteln führen. Nicht selten stellt sich z. B. bei einer Blinddarm-Operation heraus, dass hier ein Morbus Crohn die Ursache war.
Am häufigsten klagen die Patienten über Bauchschmerzen und Durchfälle. Speziell im Bereich des Enddarms kann es zu Abszessen kommen und zu atypischen Fisteln (siehe Seite 79

und Abb. 29). Hierdurch kann der Schließmuskel nicht unwe-
sentlich betroffen und in Teilen zerstört werden.

Die Crohn'sche Krankheit ist ein chronisches, d.h. immer
wieder auftretendes Leiden. In der Regel treten die ersten
Symptome bereits im jugendlichen Alter auf und dann in
Schüben immer wieder in den folgenden Jahren.

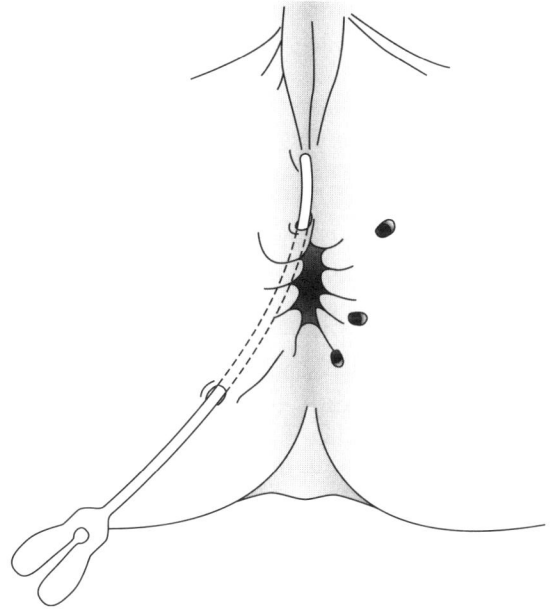

Abbildung 29: Analfisteln beim Morbus Crohn.
Gegenüber dem »normalen« Fistelleiden (s. Seite 79)
erschwert hier nicht nur das Grundleiden ihre Sanierung, sondern auch die oft atypischen Gangverläufe.

Wie entsteht ein Morbus Crohn?

Auch bei dieser chronischen Darmentzündung (wie bei der ulcerösen Dickdarmentzündung) kennen wir die Ursache nicht – trotz intensiver weltweiter Forschung. Zwar gibt es eine Reihe von Theorien über die Entstehung; bis heute hat sich keine als zweifelsfrei richtig erwiesen. Möglicherweise spielt das Immunsystem eine Rolle. Auch seelische Faktoren können zumindest die Intensität der Beschwerden bei manchen Patienten beeinflussen.

Welche Behandlungsmöglichkeiten gibt es?

Da die Ursache dieser Erkrankung nicht bekannt ist, ist sie prinzipiell auch nicht heilbar. Aber durch die modernen Medikamente lassen sich in der Regel die Symptome ambulant zumindest vorübergehend beseitigen. Die wichtigsten Medikamente sind »Salazopyridin« und »5-ASA« (5-Amino-Salicylsäure). Bei schweren Fällen kann auch eine Dauermedikation mit Cortison notwendig sein. In der Regel ist der Morbus Crohn also eine internistische Erkrankung, die meist ambulant zu beherrschen ist.

Kommt es jedoch im Bereich des Dickdarms oder des Enddarms zu Abszessen und Fisteln, so ist ein chirurgischer Eingriff notwendig, um eine Blutvergiftung zu verhindern und um den Schließmuskel so weit wie möglich vor einer Zerstörung zu bewahren.

Meist tritt die Crohn'sche Erkrankung in Schüben auf. Leider gibt es bis heute keine Behandlung, die nach dem Abklingen der Krankheitssymptome (Remission) das Wiederauftreten von Morbus-Crohn-Beschwerden sicher verhindert.

Was können Sie selbst tun?

Das wichtigste für den Morbus-Crohn-Patienten ist sein betreuender Arzt. Häufig genügt die hausärztliche Betreuung nicht. Die Versorgung eines Crohn-Patienten bedarf spezieller Kenntnisse und Erfahrungen, über die im Idealfall vor allem Magen-Darm-Internisten verfügen (Gastroenterologen). Darüber hinaus gibt es sicher auch zahlreiche Internisten und Chirurgen, die sich mit den heute möglichen Behandlungen gut auskennen.

Dringend zu empfehlen ist die konsequente Befolgung der medikamentösen und weiteren Verordnung, ebenso die regelmäßige Kontrolle. Solange durch Medikamente die Beschwerden des Morbus Crohn zu beherrschen sind, reichen in der Regel Blutuntersuchungen und Kontrollen des Dickdarms durch eine Koloskopie (siehe Seite 37) alle drei Jahre aus. Treten trotzdem plötzlich neue Beschwerden auf, so können auch Zwischenuntersuchungen notwendig werden. Um plötzliche Verschlechterungen weitgehend zu verhindern, sollten die ärztlichen Anweisungen penibel befolgt werden.

Ihr betreuender Spezialist wird Ihnen auch Empfehlungen zur Lebensweise und Ernährung geben. Zurückhaltung geboten ist in jedem Fall bei Nikotin und Alkohol. Eine möglichst ballastreiche Kost und der Verzicht auf raffinierte Kohlehydrate (Weißmehlprodukte, Zucker) kann eine Verschlechterung bzw. ein Wiederauftreten von Beschwerden nicht selten verzögern oder gar vermeiden. Hierzu gibt es von den Arzneimittel-Herstellern sehr gute Patienten-Informationen.

Divertikelkrankheit (Divertikulose, Divertikulitis)

Was sind Divertikel? (Abb. 30)

Divertikel sind Ausstülpungen der Darmauskleidung (= Schleimhaut = Mucosa) durch Lücken in der umhüllenden Darmmuskulatur. Am häufigsten findet man sie im Bereich des S-förmigen Dickdarms (Sigma), also im linken Unter-

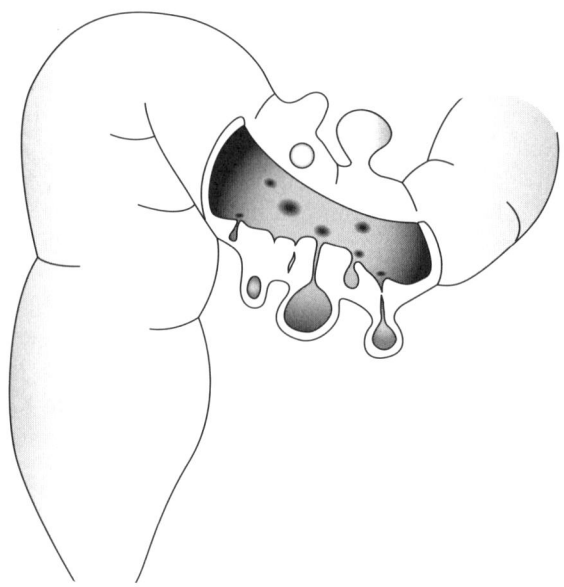

Abbildung 30: Divertikel im Sigma des Dickdarms.
Diese – harmlosen und weit verbreiteten – Darmwandausstülpungen machen sich gelegentlich durch Krämpfe im linken Unterbauch bemerkbar. Sie können sich entzünden und bedürfen erst dann einer intensiven Behandlung.

bauch; sie können aber in allen Teilen des Dickdarms auftreten.

Solche Aussackungen sind außerordentlich weit verbreitet – nach dem 50. Lebensjahr bei jedem Zweiten. Aber Divertikel allein machen in der Regel keine Beschwerden; sie sind deshalb zunächst auch nicht behandlungsbedürftig. Erst bei Beschwerden spricht man von der Divertikelkrankheit oder Divertikulose. 95 % aller Betroffenen haben keine Beschwerden und wissen nichts von diesen Veränderungen.

Erst krampfartige Schmerzen im linken Unterbauch sind dann als Divertikulose sehr unangenehm und hartnäckig. Darüber hinaus können sich diese Divertikel entzünden (Divertikulitis). Dies zeigt sich nicht nur in anhaltenden Schmerzen im linken Unterbauch, sondern auch durch zunehmende Entzündungsbeschwerden, die einer »linksseitigen Blinddarmentzündung« (der Blinddarm sitzt rechts) entsprechen. Im Verlauf einer solchen Entzündung kann es zu plötzlich heftigen Blutungen, aber auch zu Abszessbildungen kommen. Treten solche Divertikelentzündungen immer wieder auf, so schrumpft und verengt sich der betroffene Darmteil (Stenose).

Wie entstehen Divertikel?

Chronische Verstopfung und eine zu ballaststoffarme Kost sind die wohl entscheidenden Ursachen. Zu wenig Faserstoffe verringern die notwendige Stuhlmenge; hierdurch wird offensichtlich die Darmmuskulatur »überanstrengt«. Durch den erhöhten Darminnendruck bilden sich Lücken in der Wandmuskulatur, durch die dann die Innenauskleidung des Darms hindurchtritt.

Mit welchen Untersuchungen werden Divertikel festgestellt?

Häufig sind Divertikel ein Zufallsbefund bei einer hohen Darmspiegelung (Koloskopie) oder einem Röntgenkontrasteinlauf.

Wenn Beschwerden durch Divertikel vermutet werden und entsprechende Krankheitszeichen (Schmerzen im linken Unterbauch) vorliegen, so wird der Arzt entweder eine Dickdarmspiegelung durchführen oder eine Röntgenkontrast-Untersuchung veranlassen. Die röntgenologische Untersuchung ist in der Regel vorzuziehen, da man damit auch gleichzeitig den genauen Ort des Geschehens und die Veränderung der Darmtätigkeit beobachten und dokumentieren kann – bei der Frage nach einer eventuellen Darmoperation.

Welche Behandlungsmöglichkeiten gibt es?

Divertikel – solange sie keine Beschwerden machen – bedürfen keiner speziellen Behandlung. Allerdings sind sie ein Zeichen, dass der Faseranteil der Nahrung erhöht werden sollte.

Auch gelegentliche krampfartige Schmerzen werden bei einer konsequenten Ernährungsumstellung nach einigen Monaten besser.

Treten diese krampfartigen Beschwerden gehäuft auf und beeinträchtigen sie Lebensqualität und Arbeitsfähigkeit, so wird man gelegentlich zu einer Entfernung des divertikeltragenden Darmteils raten. Da diese Operationsergebnisse jedoch häufig unbefriedigend sind – vielfach treten diese Krämpfe auch weiterhin auf –, ist man mit einem solchen Eingriff sehr zurückhaltend.

Dagegen besteht bei einer **Divertikelentzündung (Divertikulitis)** die Gefahr eines Darmdurchbruchs (Perforation) mit lebensbedrohlicher Bauchfellentzündung oder einer massiven Blutung. Hier wird man sich sehr frühzeitig zu einer entsprechenden Operation entschließen – meist nach dem zweiten oder dritten Divertikulitis-Anfall.

Auch dann, wenn immer wieder auftretende Entzündungsschübe zu einer Darmverengung (Stenose) geführt haben, muss operiert werden, um einen endgültigen Darmverschluss zu verhindern.

Bei all diesen Operationen wird der entzündlich veränderte Darmteil herausgeschnitten und die zwei gesunden Darmenden wieder miteinander verbunden. In sehr seltenen Fällen – bei einer schweren akuten Divertikulitis mit beginnender Bauchfellentzündung – kann es notwendig sein, vorübergehend einen Kunstafter anzulegen.

Was können Sie selbst tun?

Treten immer wieder Schmerzen im linken Unterbauch auf, so sollte dies Anlass zu einer entsprechenden Untersuchung sein: Koloskopie oder Darmröntgen. Zeigen sich hierbei lediglich Divertikel ohne Entzündungszeichen, so sollte die Nahrung auf einen möglichst hohen Ballastgehalt umgestellt werden (siehe Seite 161). Selbstverständlich gehört auch ein körpergerechtes Verhalten auf der Toilette dazu (siehe Seite 159).

Darmpolypen (Abb. 31)

Was sind Darmpolypen?

Darmpolypen sind linsen- bis walnussgroße, zunächst gutartige Geschwülste der Schleimhaut. Sie können im gesamten

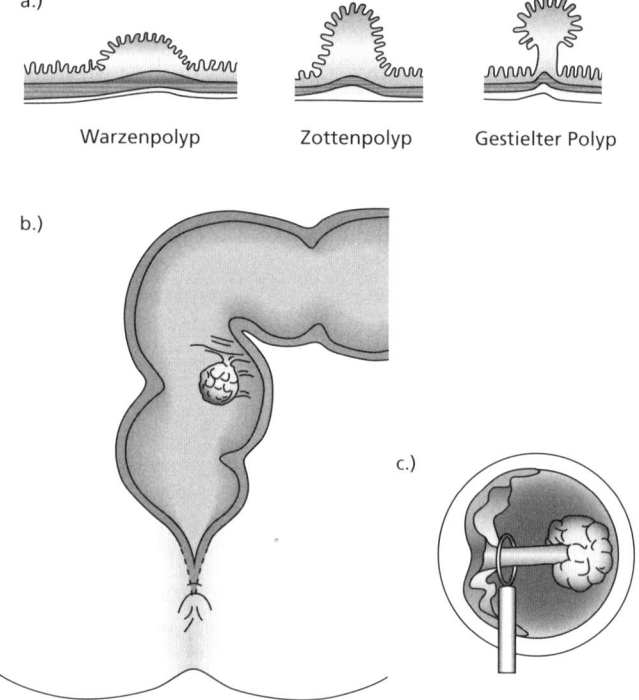

a.)

Warzenpolyp   Zottenpolyp   Gestielter Polyp

b.)

c.)

Abbildung 31 a–c: Darmpolypen.
Am häufigsten sind sie gestielt, treten aber auch in warziger und zottiger Form auf (Abb. 32 a). Da sie Vorstufen des Dickdarmkrebses sind, müssen sie entfernt werden. Dabei wird der Stiel mit einer elektrischen Schlinge »abgeschweißt« (Abb. 32 c).

Dickdarm auftreten, finden sich jedoch vorwiegend in den letzten 50 Zentimetern. Mit den bereits beschriebenen Analpolypen (siehe Seite 87) sind sie nicht zu verwechseln. Während in der Regel Analpolypen lediglich Entzündungsreaktionen darstellen, sind Darmpolypen echte Neubildungen. Sie treten in der Regel nur vereinzelt auf, sehr selten bei einer Erbkrankheit (Polyposis coli) können sich auch Hunderte, ja richtige »Polypen-Rasen« bilden.

Prinzipiell muss man bei den Darmpolypen zwei Arten unterscheiden. Die eine Gruppe, die hyperplastischen Polypen sind in der Regel harmlos und verschwinden oft von allein. Die anderen Polypen, die Adenome werden mit der Zeit immer größer und können bösartig entarten – zu einem Darmkrebs (siehe Seite 112).

Nach dem anatomischen Bau dieser Adenome unterscheidet man Warzenpolypen von flachen Zotten- und von gestielten Polypen.

Darmpolypen machen in der Regel zunächst keine Beschwerden, sie werden oft zufällig entdeckt – nicht selten bei einer regulären proktologischen Untersuchung, nach einem Test auf verstecktes = okkultes Blut im Stuhl oder einer Koloskopie.

Wie entstehen Darmpolypen?

Wie sich aus einer gesunden Schleimhaut Darmpolypen entwickeln können, ist nicht bekannt. Es ist heute jedoch unbestritten, dass in bestimmten Familien Darmpolypen gehäuft auftreten; dies gilt ganz besonders für die »Familiäre Polyposis«, bei der sich in Extremfällen die gesamte Dickdarmschleimhaut zu Polypen-Rasen verwandeln kann.

Nach großen, weltweit durchgeführten statistischen Untersuchungen spricht vieles dafür, dass bei einer Nahrung, die vorwiegend aus tierischem Fett besteht, viel Geräuchertes und wenig Vitamin A enthält, Polypen häufiger auftreten.

Wie werden Darmpolypen entdeckt?

Traten bei Großeltern, Eltern oder Geschwistern Darmkrebs auf, so sollte in regelmäßigen Abständen der gesamte Dickdarm gespiegelt werden. Diese Patienten gehören der so genannten Risikogruppe an.
In jedem Fall muss nach einem positiven Test auf verstecktes (okkultes) Blut im Stuhl im Rahmen der Krebsfrüherkennung eine komplette Darmspiegelung durchgeführt werden.
Da Darmpolypen in 5–10% der Fälle in verschiedenen Darmabschnitten auftauchen, ist auch dann eine solche Untersuchung notwendig, wenn zufällig ein adenomatöser Polyp bei einer proktologischen Routineuntersuchung im Mastdarm entdeckt und abgetragen wurde.

Welche Behandlungsmöglichkeiten gibt es?

Darmpolypen müssen immer entfernt werden. Nur so kann mit einer mikroskopischen (histologischen) Untersuchung festgestellt werden, ob es sich um eine harmlose oder potentiell bösartige Veränderung handelt.
Kleinere Polypen können mit einer so genannten Biopsiezange abgeknipst werden. Größere Veränderungen – ob warzenartig, zottenförmig oder gestielt – werden in der Regel mit einer elektro-chirurgischen Schlinge »abgeschweißt«.

Dabei wird diese Schlinge durch das Untersuchungsgerät (Koloskop, Rektoskop) um die Basis bzw. den Stiel des Polypen gelegt; ein kurzer Stromstoß trennt diesen ab. Da die Darmschleimhaut keine Schmerznerven enthält, also unempfindlich ist, sind diese Eingriffe schmerzfrei. Ist der Polyp geborgen, so kann er mikroskopisch untersucht werden.

Wurde einmal ein adenomatöser Polyp (Adenom) entdeckt, so muss alle 3–5 Jahre die hohe Darmspiegelung wiederholt werden.

Was können Sie selbst tun?

- Wenn in Ihrer Familie Darmkrebs oder Darmpolypen aufgetreten sind, so sollten Sie sich einer hohen Darmspiegelung unterziehen. Diese Untersuchung ist komplikationsarm, wenn auch gelegentlich etwas unangenehm; sie kann aber vor der bösartigen Entartung eines Polypen schützen.
- Blut oder Schleim beim Stuhlgang sind Alarmzeichen und müssen konsequent abgeklärt werden.
- Auch ohne Beschwerden sollte sich jeder nach dem 50. Lebensjahr einer jährlichen Krebsfrüherkennung unterziehen, u. a. mit einem Test auf verstecktes (okkultes) Blut im Stuhl (siehe Seite 39) oder – noch besser – durch eine totale Darmspiegelung mit dem 55. Lebensjahr – alle 10 Jahre (siehe Seite 37).
- Wurde zufällig oder nach einem Stuhltest ein adenomatöser Polyp gefunden, so muss in jedem Fall eine hohe Darmspiegelung spätestens alle 5 Jahre durchgeführt werden; auf den jährlichen Test auf verstecktes Blut im Stuhl kann dann verzichtet werden.
- Auf Geräuchertes und Fettreiches sollte möglichst verzichtet, dagegen eine ballastreiche Nahrung mit viel gelbem oder rotem Gemüse bevorzugt werden.

Mastdarm- und Dickdarmkrebs (Rektum-Kolon-Karzinom) (Abb. 32)

Was ist ein Mastdarm-/Dickdarmkrebs?

Der Mastdarm- und Dickdarmkrebs ist eine bösartige Ge-
schwulstbildung der Mastdarm- bzw. Dickdarmschleimhaut,
die unbehandelt zum Tode führt. In Deutschland sterben trotz
Krebsfrüherkennung und moderner Untersuchungs- und Be-
handlungsmethoden jährlich immer noch über 30000 Menschen an diesem Leiden.
Über die Hälfte dieser Krebse finden sich im Mastdarm, also
in den letzten 20 cm des Darms. Ein Dickdarm- und Mastdarmkrebs tritt extrem selten vor dem 40. Lebensjahr auf, am
häufigsten ist er zwischen dem 50. Lebensjahr und 70. Lebensjahr, wobei Männer häufiger befallen werden als Frauen.
Unbehandelt, d.h. ohne Entfernung des Darmkrebses wächst
dieser nach innen in den Darm hinein bzw. durch die Darmwand in die Nachbarorgane, um diese anzugreifen und zu
zerstören. Darüber hinaus kann dieser Krebs Töchterge-
schwülste (Metastasen) bilden, die zuerst in den benachbarten
Lymphknoten, später in der Leber auftreten.

Wie entsteht ein Mastdarm- und Dickdarmkrebs?

Darmkrebs entwickelt sich nahezu immer aus Vorstadien, den
Adenomen, den adenomatösen Polypen (siehe Seite 108). Mit
zunehmendem Wachsen der Polypen wächst die Gefahr ihrer
bösartigen Entartung. Mastdarm- und Dickdarmkrebs können familiär gehäuft auftreten.

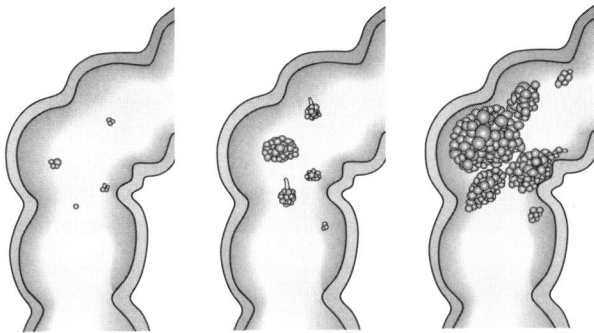

Abbildung 32: Dickdarmkrebs = kolorektales Karzinom.
Ist eine der häufigsten Krebsarten und entwickelt sich
fast immer aus – zunächst harmlosen – Darmpolypen.
Beschwerden treten erst im fortgeschrittenen Stadium
auf. Krebsfrüherkennung und -behandlung ist einfach
und äußerst effektiv.

Welche Beschwerden machen Mastdarm- und Dickdarmkrebs?

Im Dickdarm machen Polypen und Krebs im Frühstadium
keine Beschwerden. Lediglich im Mastdarm und im unteren
Dickdarm können sich entsprechende Wucherungen durch
sichtbares Blut und Schleim bemerkbar machen.
Alarmsignal eines Dickdarmkrebses ist auch ein plötzlich ver-
ändertes Stuhlverhalten: Wechsel von Durchfall und Verstopfung. Dagegen kann ein Mastdarm-Tumor sich auch durch
Nässen, Schmieren, Schleimabgang sowie das Gefühl der unvollständigen Entleerung oder gar unkontrollierten Abgang
von Stuhl und Winden bemerkbar machen.

Können Hämorriden zu Mastdarmkrebs führen?

Aus Hämorriden kann sich kein Mastdarmkrebs entwickeln. Die Frühbeschwerden von Hämorriden und einem Mastdarmkrebs sind allerdings sehr ähnlich; beide Krankheitsbilder können damit im Frühstadium verwechselt werden. Eine exakte Abklärung ist daher bei **allen** Afterbeschwerden geboten.

Welche Behandlungsmöglichkeiten gibt es?

Bei entsprechenden Beschwerden und bei einer familiären Belastung sind umgehend entsprechende Untersuchungen und regelmäßige Kontrollen angezeigt, um krankhafte Veränderungen möglichst frühzeitig zu erfassen: Mastdarmspiegelung und eine hohe Koloskopie. Aus verdächtigen Schleimhautbezirken können dabei Gewebsproben entnommen und mikroskopisch untersucht werden.

Die einzig sichere Heilung ist nur durch die operative Entfernung des erkrankten Darmteils – zusammen mit den benachbarten Lymphknoten – möglich. In schwierigen, fortgeschrittenen Fällen können chemotherapeutische Maßnahmen und Bestrahlungen angezeigt sein.

Nur ausnahmsweise liegt ein Mastdarmkrebs so ungünstig, dass der Schließmuskel und der gesamte Mastdarm entfernt werden müssen; zur sicheren Stuhlableitung muss dann ein dauerhafter Kunstafter angelegt werden (siehe Seite 116). In der überwältigen Zahl der Fälle kann jedoch der Schließmuskel erhalten bleiben. Krebsfrühformen im Mastdarm können manchmal auch örtlich herausgeschält werden.

Wichtig ist danach eine regelmäßige Nachsorge, um das Wiederauftreten von Krebszellen zu entdecken oder neue Krebsarten bzw. deren Vorstufen (Polypen, Adenome) in anderen Darmabschnitten rechtzeitig zu erkennen und zu entfernen.

Was können Sie selbst tun?

Zur Vorbeugung sollten Sie sich zurückhalten bei tierischem Fett und Geräuchertem; gut ist dagegen eine ballastreiche Nahrung und viel gelbes und rotes Gemüse (Vitamin A-haltig).

Zur Früherkennung sollten Sie unbedingt nach Ihrem 50. Geburtstag 1-mal jährlich Ihren Stuhl auf verstecktes Blut untersuchen lassen (siehe Seite 39). Wenig sinnvoll ist dieser Test, wenn er nur alle drei Jahre vorgenommen wird. Ist er positiv, so ist zwingend eine totale Darmspiegelung geboten (eine Test-Wiederholung ist sinnlos). Am sichersten ist in jedem Fall die (mit dem 55. Lebensjahr und dann alle 10 Jahre) totale Darmspiegelung (siehe Seite 37); auf den Stuhltest kann dann verzichtet werden).

Auch wenn nur gelegentlich Beschwerden am After auftreten (Jucken, Nässen, Wundsein u. ä., also so genannte Hämorridenbeschwerden), so sollte jährlich 1-mal zumindest eine starre Mastdarmspiegelung (Rektoskopie) erfolgen. Sollte sich dabei ein Polyp oder ein Darmkrebs finden, so ist im Frühstadium eine fast 100%ige Heilung möglich.

Sind bei Großeltern, Eltern oder Geschwistern Darmkrebs oder Polypen aufgetreten, so gehören Sie zur »Risikogruppe«; hier ist dann eine totale Darmspiegelung (Koloskopie) zwingend notwendig mit regelmäßigen Kontrollen.

Zur Nachsorge nach einer Krebsoperation werden heute nach genauen Plänen in bestimmten Abschnitten Labor, Röntgen und Dickdarmspiegelungen durchgeführt. Diese Untersuchungen sind in den ersten Jahren häufiger, nach einigen Jahren nur noch in größeren Abständen notwendig.

Kunstafter, künstlicher Darmausgang (Stoma bzw. Anus praeter) (Abb. 33).

Was ist ein Stoma?

Über einen Kunstafter wird der Stuhl im Verlauf des Dickdarms oder am Ende des Dünndarms abgeleitet.

Je nach Art der Anlage unterscheidet man darüber hinaus einen endständigen von einem doppelläufigen Kunstafter. Ein endständiger Kunstafter wird in der Regel für den Rest des Lebens angelegt, während ein doppelläufiger Kunstafter meist nur eine vorübergehende Funktion hat.

Weiter unterscheidet man Kunstafter nach ihrer Lage: Am Ende des Dünndarms wird ein Dünndarm-After oder Ileostoma angelegt, im Bereich des Dickdarms ein Dickdarm-Stoma. Wegen der verschiedenen Dickdarmabschnitte differenziert man ein Sigma-Stoma (Kunstafter im Bereich des S-förmigen Dickdarms) von einem Querdarm-Stoma (Transversium-Stoma) bzw. mit einem Zökum-Blinddarm-Stoma (Zökum-Stoma). Letzteres erfolgt in der Regel nur vorübergehend als so genannte Zökalfistel.

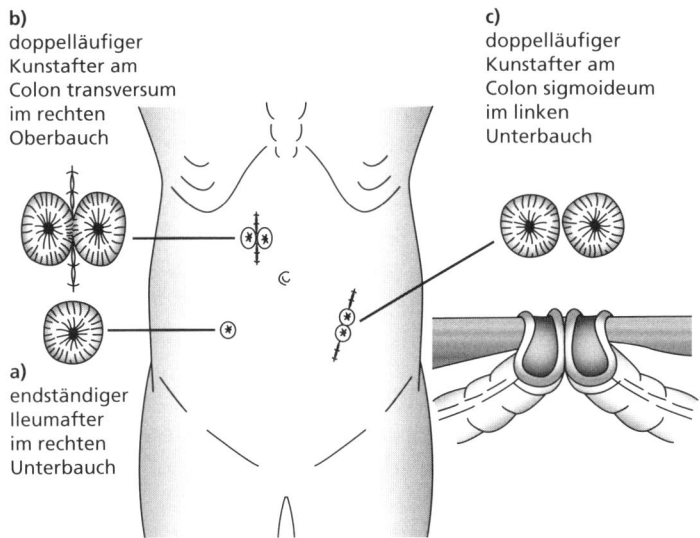

b)
doppelläufiger
Kunstafter am
Colon transversum
im rechten
Oberbauch

c)
doppelläufiger
Kunstafter am
Colon sigmoideum
im linken
Unterbauch

a)
endständiger
Ileumafter
im rechten
Unterbauch

Abbildung 33: Kunstafter = Stoma.
Je nach Grundkrankheit und Behandlungsziel unterscheiden sich die Kunstafter nach Ort und Art. In der modernen Chirurgie sind dauerhafte Kunstafter selten geworden; auch haben sie ihre früheren Schrecken durch neue Versorgungsmöglichkeiten weitgehend verloren.

Warum wird ein Stoma angelegt?

Prinzipiell wird ein Kunstafter angelegt, wenn der natürliche Ausgang nicht mehr funktioniert, geschont werden muss (z. B. nach einer Schließmuskeloperation) oder vom Stuhlgang selbst gar nicht mehr erreicht wird – etwa bei einem drohenden Darmverschluss.
In vier von fünf Fällen wird ein Stoma wegen eines bösartigen Prozesses des Mastdarms angelegt. Wenn bei einem sehr tief

sitzenden Mastdarmkrebs auch der Schließmuskel mit entfernt werden muss, wird sodann der Stuhl über einen endständigen Sigma-Kunstafter ausgeleitet. Vorübergehend wird
ein Sigma-Stoma auch dann angelegt, wenn der krebstragende
Darmteil – ohne Schließmuskel – entfernt wurde, die Verbin-
dungsnaht zwischen den beiden gesunden Darmteilen vorübergehend nicht belastet werden darf – für eine möglichst
ungestörte Heilung.

Viel seltenere Gründe für die Anlage eines Kunstafters sind
Missbildungen oder Verletzungen des Schließmuskels oder
eine nicht mehr behandelbare Funktionsstörung des Schließmuskels (Inkontinenz). Auch nach einer kompletten Entfernung des Dickdarms (Proktokolektomie), bei einer schweren
Colitis ulcerosa oder auch bei einem Morbus Crohn kann ein
Kunstafter – vorübergehend oder dauerhaft – notwendig werden.

Müssen dabei der Mastdarm und der Dickdarm entfernt werden – unter Erhalt des Schließmuskels – kann ein so genannter
Pouch als neuer Stuhl-Speicher angelegt werden (Abb. 34).

Der Umgang mit einem Stoma

Ein gut angelegter, gut funktionierender und optimal versorgter Kunstafter hat gegenüber einem nicht oder schlecht funktionierenden natürlichen After wesentliche Vorteile. Mit den
heutigen Techniken bei der Anlage und bei der Versorgung
wird die Lebensqualität nur noch geringfügig eingeschränkt.
Voraussetzung für ein unbeschwertes Leben mit einem Stoma
ist zunächst einmal die optimale chirurgische Anlage. Hierfür
muss nicht nur vor der Operation die Lage des Kunstafters
genauestens festgelegt, sondern das Stoma selbst muss in einer
ganz bestimmten Weise ausgeformt werden.

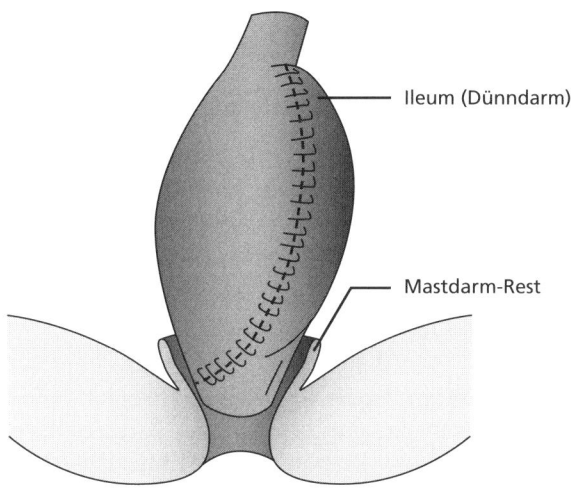

Ileum (Dünndarm)

Mastdarm-Rest

Abbildung 34: Künstliche Mastdarm-Ampulle = Pouch.
Müssen Dickdarm und Mastdarm (ohne den Schließmuskel!) entfernt werden, so fehlt das Speicherorgan für den Stuhl. Aus Dünndarm wird ein Ersatzspeicher konstruiert, der Pouch.

Heute leben die meisten Stoma-Träger deshalb völlig unbeschwert von ihrem Leiden und unbemerkt von ihrer Umgebung. Sie gehen wie vor der Operation ihrer Arbeit und ihren Hobbys nach. Voraussetzung dafür ist auch ein kunstgerechter Umgang der Betroffenen mit ihrem Kunstafter. Speziell ausgebildete Krankenschwestern (Stoma-Therapeutin) bieten hierzu z.B. in besonderen Stoma-Sprechstunden optimale Bedingungen. Außerdem gibt es ausführliche Informationsbroschüren der verschiedensten Hilfsmittelhersteller. Besonders hilfreich sind regionale Selbsthilfegruppen, deren Ansprechpartner bei der ILCO-Zentrale zu erfahren sind (Deutsche ILCO e.V., Postfach 1265, 85312 Freising).

Funktion des Stomas

Der Dickdarm heißt nicht deshalb so, weil er dicker ist als der Dünndarm, sondern weil er die Aufgabe hat, den Stuhl einzudicken, d.h., dem zunächst flüssigen Verdauungsbrei im Lauf der Dickdarmpassage Wasser zu entziehen bis zum geformten Stuhl.
Umso höher, also umso dünndarmnäher ein Kunstafter sich befindet, umso flüssiger und damit umso häufiger sind daher die (nicht steuerbaren) Stuhlentleerungen. Die Entleerungen aus dem Dünndarm-Stoma (Ileostoma) sind daher sehr flüssig und auch aggressiver. Dagegen ist der Stuhl, der sich aus einem endständigen Sigma-After entleert, praktisch normal – wie bei der natürlichen Entleerung.

Die Stoma-Versorgung

Der Kunstafter sollte operativ so angelegt und danach so versorgt werden, dass Stuhlbrei oder fester Stuhl nicht oder nur kurzfristig mit der Bauchhaut in Berührung kommen. Schließlich ist die Haut für eine dauernde Stuhlbenetzung nicht geschaffen. Ein Dünndarm-Stoma wird deshalb rüsselartig angelegt mit einem Beutelsystem, das sich schubweise entleeren lässt. Der Dickdarm-After wird mit geschlossenen Beuteln versorgt, die je nach Bedarf gewechselt werden. In einer guten chirurgischen Spezialklinik steht für die nachoperative Versorgung und Schulung eines Betroffenen in der Regel eine Stoma-Therapeutin zur Verfügung. Es gibt aber auch freiberuflich tätige Stoma-Therapeutinnen.

Spülungsbehandlung des Dickdarm-Afters (Irrigation)

Die optimale Rehabilitation lässt sich fraglos mit dem so genannten Irrigationsverfahren erreichen – selbst bei einem ungünstig angelegten Kunstafter. Allerdings ist dies nur bei einem Dickdarm-Stoma anwendbar. Mit einem Irrigations-Set macht sich der Stoma-Träger einen Einlauf – in der Regel täglich, etwa während der Morgentoilette. Damit wird der Dickdarm komplett entleert. Danach wird dann der Kunstafter lediglich mit einem runden Pflaster, einer Stomakappe verschlossen. Nach 24 Stunden ist der Dickdarm wieder von oben gefüllt, sodass dann eine nächste Darmspülung notwendig wird.
Mit einer solchen Irrigation ist ein Stoma-Träger praktisch wieder vollständig rehabilitiert; er kann problemlos seiner gewohnten Arbeit, seinen Hobbys und seinem Sport nachgehen.

Welche Stoma-Komplikationen können auftreten?

Bei einer unzureichenden Stomaanlage kommt es selbst mit den besten Versorgungsartikeln zu einer Undichtigkeit. Daraus kann dann ein permanentes Wundsein der Stoma-Umgebung resultieren. Wenn mit der Irrigation keine Abhilfe geschaffen werden kann, ist eine Neuanlage des Stomas erforderlich. Gleiches gilt auch, wenn im Bauch selbst der Darmteil nicht optimal an die Bauchwand angenäht wurde und ein so genannter Siphon verblieben ist.
Eine chronische bzw. immer wieder auftretende Entzündung des Kunstafters kann zu einer Stoma-Verengung führen. Auch diese erzwingt dann einen operativen Eingriff.

Mit dem Einpflanzen eines Kunstafters wird naturgemäß die
Architektur der Bauchhaut verändert. So kann es zu einem
Bauchwandbruch, einer so genannten Bauchwandhernie kommen. Auch hier stellt sich gelegentlich die Frage einer operativen Korrektur.

Nicht selten tritt der eingepflanzte Dickdarm einige Zentimeter aus dem Kunstafter heraus (Stoma-Vorfall) und ist damit auch leicht verletzlich. Gelegentlich auftretende Blutungen
sind harmlos und kein Grund zur Sorge. Erschwert jedoch ein
größerer Darmvorfall die korrekte Versorgung, so ist auch
hier eine operative Korrektur angezeigt.

Bei einer kompletten Entfernung des Schließmuskelorgans
verbleibt oft im Bereich des alten natürlichen Afters eine
Fistel, aus der sich mehr oder weniger eitriges Wundsekret
entleert. Dies ist kein Grund zur Besorgnis und bedarf in der
Regel auch keiner operativen Korrektur. Ob in der weiteren
Heilungsphase diese Fistel ausheilt, bleibt abzuwarten.

Was sollte ein Stoma-Träger vor allem beachten?

- Lassen Sie sich vorher von Ihrem Chirurgen Ort und Art
  des vorgesehenen Kunstafters erklären und anzeigen.
- Lassen Sie sich einen Kunstafter möglichst nur von einem
  entsprechend erfahrenen Chirurgen anlegen, fragen Sie
  hierzu Ihren Hausarzt oder Ihren niedergelassenen Enddarm-Spezialisten.
- Lassen Sie sich möglichst bereits während des Klinikau-
  fenthaltes sorgfältig in die Versorgung einweisen.
- Konsultieren Sie eventuell vor der Operation andere Betroffene. Adressen erfahren Sie über die »Deutsche ILCO«
  (siehe Seite 171).
- Achten Sie auf eine ballastreiche Kost, vermeiden Sie blä-
  hende und geruchserzeugende Nahrungsmittel.

• Lassen Sie Ihren Kunstafter regelmäßig von einem entsprechenden Spezialisten oder einer Stoma-Therapeutin kontrollieren.

Ernährungshinweise für Stoma-Träger	
stopfend –	**bei zu weichen Stühlen:** gekochte Milch, trockener Käse, Schokolade, Nüsse, Kokosflocken, Mais, Sellerie, Rosinen, Rotwein
abführend –	**bei zu festen Stühlen:** rohes Obst, rohes Gemüse, Spinat, Bohnen, Feigen, Trockenpflaumen, scharfe Gewürze, rohe Milch, Bier
blähend:	frisches Brot, Hülsenfrüchte, Kraut, Kohlrabi, Blumenkohl, Zwiebeln, Bier, kohlensäurehaltige Getränke
geruchserzeugend:	Eier, Fisch, Spargel, Pilze, Zwiebeln, Knoblauch
geruchshemmend:	Spinat, grüner Salat, Petersilie, Preiselbeeren, Saft, Joghurt
das Stoma reizend:	scharfe Gewürze, Zitrusfruchtsäfte

Stuhl- und Windkontrolle – mangelhaft (Inkontinenz)

Was bedeutet Inkontinenz?

Inkontinenz bedeutet, dass Winde, Darmschleim und Stuhl nur noch mangelhaft kontrolliert werden können. Die Grenze zwischen normaler und bereits mangelhafter Kontrolle ist

fließend – von laufend verschmutzter Wäsche bis zum plötz-
lichen unkontrollierten Stuhlabgang. Leichte Inkontinenzformen sind bei beiden Geschlechtern gleich häufig, schwerere
Formen treten vor allem bei Frauen nach dem 50. Lebensjahr
auf.

Wie entsteht eine Inkontinenz?

An einer optimalen Kontrolle von Darmgasen, Schleim und
Stuhl sind nicht nur zahlreiche Organe des Enddarms beteiligt
(– nicht nur die Schließmuskulatur), sondern die Kontinenz-
leistung hängt auch von anderen Funktionen und Strukturen
ab: Gehirn, Rückenmark und Nerven, reguläres Hämorridal-
gewebe, Größe und Aufhängung des Mastdarms, Aktivität des
Dickdarms, Innenauskleidung des Darms, Stuhlkonsistenz
(flüssig, geformt), innerer und äußerer Schließmuskel, Beckenboden, Nahrungsmittel.
Jede dieser einzelnen für die Kontinenz verantwortlichen
Strukturen können akut erkranken bzw. verletzt werden, sie
können aber auch im Lauf des Lebens, also altersbedingt, in
ihrer normalen Funktion nachlassen. In der Regel sind an
einer mangelhaften Wind- und Stuhlkontrolle mehrere Faktoren beteiligt.

Wodurch kann eine Inkontinenz hervorgerufen werden?

Häufigste Ursache der leichten Inkontinenz – dem Stuhlschmieren – ist ein Hämorridalleiden (siehe Seite 60).

Sehr selten sind angeborene Missbildungen, etwa der Nerven oder der Schließmuskeln.

Bei den erworbenen Inkontinenzformen unterscheidet man vor allem Verletzungsfolgen von Alterserscheinungen (degenerativ).

Neben Verletzungen der Schließmuskel – durch Unfall, Zerreißungen bei der Geburt und Enddarm-Operationen – kommt es auch dann zu einer mangelnden oder nur sehr kurzfristigen Stuhlkontrolle, wenn immer wieder auftretende Abszesse und Fisteln, z. B. bei einem Morbus Crohn, zu einer zunehmenden Zerstörung des Schließmuskels führen. Dies gilt im Übrigen auch für sehr tief sitzende bösartige Erkrankungen des Mastdarms und des Analkanals. Auch vermindert sich die Kontrollfunktion des Enddarms, wenn der Mastdarm (die Ampulle) bei einer Krebsoperation weitgehend entfernt werden musste.

Auch bei einem heftigen Durchfall oder schweren Darmentzündungen kann selbst ein vollkommen intaktes Verschlussorgan dem Stuhldrang gelegentlich nur sehr kurzfristig standhalten.

Bei einem altersbedingten Erschlaffen der Beckenbodenstruktur und des äußeren Schließmuskels – nach Geburten, nach jahrelangem Fehlverhalten bei der Stuhlentleerung, als Folge ungesunder sportlicher Aktivitäten – kommt es zur nachlassenden Kontrolle, etwa bei einem inneren Mastdarmvorfall (siehe Seite 90): ständiges Stuhlschmieren; oder der Abstand zwischen Stuhldrang und Stuhlentleerung wird immer kürzer.

Auch Folgen von Rückenmarksveränderung (Querschnittslähmung, Rückenmarkskrankheiten) schränken die Stuhlkontrolle ein.

Übrigens: Regulärer Analverkehr führt nicht zur Stuhlinkontinenz.

Welche Behandlungsmöglichkeiten gibt es?

Zunächst wird versucht, das Grundleiden zu behandeln.
Bei den häufigsten, aber zum Glück leichten Formen der
Wind- und Stuhlinkontinenz, beim Hämorridalleiden lassen
sich diese mit Beseitigung der Hämorriden durch Verödung,
Gummiband-Ligatur oder Operation beheben.

Bei angeborenen Missbildungen gelingt dies in manchen Fällen durch rekonstruierende Operationen. Gleiches gilt für die
Folgen von Schließmuskelverletzungen nach Unfällen oder
Operationen. Diese muskel-plastischen Eingriffe gehören zu
den schwierigsten Operationen der Enddarmchirurgie. Gleiches gilt für die Implantation eines künstlichen Verschluss-
mechanismus.

Folgen einer Querschnittslähmung lassen sich nicht heilen;
hier muss der Darm täglich durch einen kleinen Einlauf (Klistier) entleert werden.

Erste Zeichen einer nachlassenden Beckenbodenstruktur sind
die Folgen des relativ häufigen inneren Mastdarmvorfalls. Im
Anfangsstadium lassen sich die Beschwerden mit Gummi-
band-Ligaturen (siehe Seite 69) beseitigen; gelegentlich ist
eine Operation durch den After erforderlich. Gleichzeitig
muss die ausgeleierte Muskulatur wieder gekräftigt werden.
Bei einem kompletten Mastdarmvorfall (siehe Seite 90) muss
dieser zunächst operativ beseitigt werden; erst dann sind
schließmuskelstärkende Maßnahmen sinnvoll.

Voraussetzung für jede Form des Muskeltrainings ist, dass
noch ein kompletter Schließmuskel vorhanden ist – wenn
auch vielleicht nur noch sehr schwach. Hierfür gibt es entsprechende krankengymnastische Übungen der Schließ- und
Beckenbodenmuskulatur oder ihre passive Elektrostimulation. Ob allein hiermit die degenerative Schließmuskelschwäche
dauerhaft gebessert wird, ist allerdings unter Fachleuten umstritten.

Die fraglos wirksamste Methode stellt das vor allem in den USA entwickelte und weltweit anerkannte elektronisch gesteuerte Nerven- und Muskel-Training (ENMT) dar, auch Biofeedback-Training genannt. Hier handelt es sich um aktive Muskelübungen, die der Patient optisch oder akustisch auf einem Bildschirm registriert. Die Muskelleistung wird über eine Sonde registriert, die – ähnlich einem Zäpfchen – in den After eingeführt wird. Der Vorteil dieses Muskeltrainings – kombiniert mit Elektrostimulation – besteht darin, dass der Patient sehen bzw. hören kann, wie stark die Muskelleistung ist – und wie sie sich täglich bessert.

Eine entscheidende Voraussetzung für eine befriedigende Stuhlkontrolle – gerade bei geschädigtem Schließmuskel – ist ein eher fester Stuhl. Ist er weich, breiartig, so ist er viel schlechter zu halten. Mit diätetischen (siehe Seite 144), notfalls mit medikamentösen Maßnahmen muss dann der Stuhl eingedickt werden.

Führen alle therapeutischen Bemühungen nicht zu einer halbwegs befriedigenden Stuhlkontrolle, so bleibt als letztes immer noch die kunstgerechte Anlage eines künstlichen Darmausgangs. Ein gut angelegter und optimal versorgter Kunstafter beeinträchtigt das tägliche Leben wesentlich weniger als ein schlecht oder gar nicht funktionierender natürlicher After.

Was können Sie selbst tun?

Vorbeugend kommt es vor allem auf eine faserreiche Ernährung und auf ein körpergerechtes Verhalten bei der Stuhlentleerung an (kein Nachpressen!) (siehe Seite 159). Auch sollten sich gerade Frauen bei sportlichen Aktivitäten, die den Beckenboden belasten (Tennis, Joggen, Hüpfen, Springen), zurückhalten.

Bemerken Sie ein Nachlassen der Verschlussfunktion, so sollten Sie möglichst frühzeitig einen auf diesem Gebiet erfahrenen Spezialisten aufsuchen. In der Regel gehen Kontinenzbe-
schwerden nicht allein zurück, sondern sie werden sich im
Laufe der Zeit verstärken. Prinzipiell gilt auch bei der Inkontinenz: Je früher eine Untersuchung und spezielle Behandlung
einsetzt, umso besser sind die Heilungschancen.

Selbsthilfe bei Inkontinenz

A **Muskel-Training**
Die folgenden Übungen sollten 2-mal täglich und dann 10-
mal hintereinander ausgeführt werden – bis zur Muskel-
ermüdung. Muskelanspannung beim Ausatmen (bis 3 zählen), Muskelentspannung beim Einatmen.

1. **Training in Rückenlage:**

a) Beine **parallel** ausgestreckt.
Anspannen des Schließmuskels zusammen mit dem Gesäß („ein
heftiger Durchfall muss eingehalten werden")

b) Beine ausgestreckt **überkreuzen**, gleiche Übung wie a)

c) Beine **angestellt**, d.h. in Hüfte und Knie gebeugt, gleiche Übung
wie a)

d) Mit ausgestreckten Beinen das **Gesäß** von der Unterlage **abheben**
(bis 10 zählen)

2. **Training im Sitzen:**
Oberkörper leicht vorneigen

a) Beine nebeneinander stellen, Training wie unter 1 a)

b) Beine überkreuzen, Training wie unter 1 a)

c) Fersen gegeneinander pressen und gleichzeitig die Knie auseinander drücken, dabei die Gesäßmuskeln anspannen

3. **Training in Bauchlage:**
Fersen aneinander pressen und gleichzeitig die Knie auseinander
drücken

4. **Training im Stehen:**
Anspannen des Schließmuskels zusammen mit der Gesäßmusku-
latur (wie unter 1 a), später gleiche Übungen auch beim Gehen.

	Selbsthilfe bei Inkontinenz
5.	**Training im Alltag:** Neben dem Training 1–4 möglichst häufig den Schließmuskel einziehen und möglichst lange halten („Einschlürfen eines Edelsteines in den After")
B	**Stuhlregulierung** Der Stuhl sollte geformt und nicht zu weich sein (kein „Kartoffelbrei"); siehe Nahrungshinweise Seite 141 u. 144. Vorsicht mit magnesiumhaltigem Mineralwasser, Kaffee, Bier.
C	**Richtiges Stuhlverhalten** • Nur bei Stuhldrang auf die Toilette (ich „muss müssen", nicht ich „will müssen") • Nicht nachpressen! Kein Zeitunglesen! • Höchstens 3 Minuten auf der Toilette!
D	**Keine Beckenbodenbelastungen** wie z.B. Joggen; Vorsicht – keine schweren Lasten heben!

Mit dieser Selbsthilfe kann in vielen Fällen die Wind- und Stuhlkontrolle verbessert werden. Erst wenn sich nach diesen Übungen die Entleerungsprobleme nicht bessern, sind weitergehende elektronisch gesteuerte Übungen oder sogar operative Maßnahmen angezeigt.

Pilzerkrankungen des Darms (Darmmykose)

Was ist eine Darmmykose?

Hefepilze im Darm sind völlig harmlos; sie machen keine Beschwerden. Eine reguläre Pilzbesiedlung ist daher auch nicht behandlungsbedürftig, eine »Sanierung« weder nötig noch möglich.

Allerdings kann es bei einer ausgeprägten Abwehrschwäche (Immunschwäche) oder mit einer längeren Antibiotika-Be-

handlung zu einer starken Veränderung der normalen Darm-
pilzbesiedlung kommen – mit entsprechenden Beschwerden.
Erst in diesem Fall spricht man von einer Darmmykose. Dabei
ist es gleichgültig, um welche Pilzart es sich handelt.

Welche Beschwerden kann eine Darmmykose machen?

»Rumoren« und »Kullern« im Darm. Völlegefühl, weiche,
klebrige und ungeformte Stühle; immer wieder auftretende
Durchfälle – abwechselnd mit Verstopfungen –, lästige Blähungen, wiederholt auftretende Heisshungerattacken auf Sü-
ßes sind verdächtig auf eine Darmmykose.

Wie entsteht eine Darmmykose?

Eine überschießende Pilzvermehrung im Darm, d.h. eine
krankhaft gestörte Darmflora kann auftreten bei mangelnder
Körperabwehr (Immunschwäche). Dies beobachtet man nicht
selten bei Säuglingen oder hinfälligen Patienten. Vor allem bei
Aids-Kranken oder nach Chemotherapie ist mit einer Mykose
zu rechnen.

Gibt es Komplikationen einer Darmmykose?

Bei einem Ausschlag der Afterhaut – etwa als Folge eines
Hämorridalleidens (siehe Seite 60) – können sich Pilze auf

der vorgeschädigten Haut ansiedeln und dort intensiv vermehren. Eine solche Pilz-Superinfektion der Haut lässt sich meist mit dem Auge erkennen; im Zweifel sind entsprechende Laboruntersuchungen angezeigt. Darüber hinaus können in schweren, allerdings extrem seltenen Fällen einer Immunschwäche Darmpilze auch auf andere Organe übertreten und diese schädigen.

Welche Behandlungsmöglichkeiten gibt es?

Nur in seltenen Fällen – also bei erheblich verminderter Körperabwehr – ist zunächst eine medikamentöse Behandlung mit Antimykotika (Antipilz-Mittel) angezeigt.
Die positive Wirkung einer so genannten »Darmsanierung«, bei der nach einer Spülbehandlung des Dickdarms (Kolon-Hydro-Therapie) »nützliche Darmbakterien« als Medikament zugeführt werden, ist umstritten. Diese Maßnahme sollte von Fall zu Fall mit einem Darmspezialisten sorgfältig erörtert und entschieden werden.

Was können Sie selbst tun?

Der beste Schutz vor einer Darmmykose ist eine möglichst faser- und ballastreiche Ernährung, um eine möglichst natürliche Darmkeimbesiedlung zu bewirken: dann haben Pilze keine Chancen!

Funktionelle Störungen des Enddarms und des Dickdarms

Der Begriff »funktionelle Störung« besagt, dass offensichtlich die Funktion eines Organs beeinträchtigt ist – ohne eine fassbare, mit heutigen diagnostischen Möglichkeiten erkennbare und dokumentierbare Ursache. Funktionelle Störungen sind gelegentlich äußerst unangenehm, in der Regel aber völlig harmlos.

Bevor allerdings Beschwerden des Enddarms und des Dickdarms als »funktionell«, also harmlos bezeichnet werden, müssen in jedem Fall schwer wiegendere Erkrankungen durch eine gezielte Diagnostik sicher ausgeschlossen werden.

Afterkrampf (Proctalgia fugax)

Was ist eine Proctalgia fugax?

Vor allem Frauen leiden unter plötzlich, meist nachts auftretenden krampfartigen Schmerzen im After, die nach wenigen Minuten verschwinden. Gelegentlich kann es zu Alpträumen, ja kurzzeitigen Bewusstseinsstörungen kommen. Zwischen dem 40. und 50. Lebensjahr treten diese Beschwerden am häufigsten auf.

Trotz dieser teilweise äußerst unangenehmen Sensationen sind diese Krämpfe harmlos. Bevor jedoch die Diagnose »Proctalgia fugax« gestellt wird, sind sorgfältig ernsthaftere Enddarmleiden auszuschließen bzw. zu behandeln.

Wie entsteht eine Proctalgia fugax?

Wie es zu diesen Afterkrämpfen kommt, ist nicht bekannt. Die Beschwerden sind zu kurzfristig, als dass entsprechende Untersuchungen möglich sind. Diskutiert werden Krämpfe der Afterblutgefäße oder der Schließmuskeln. Man spricht auch von der »Migräne des Afters«.

Welche Behandlungsmöglichkeiten gibt es?

Oft finden sich als Ursache einer Proctalgia fugax erst- oder zweitgradige Hämorriden, auch ein innerer Mastdarmvorfall ist nicht selten. Mit ihrer Beseitigung verschwinden auch die Afterkrämpfe.

Medikamente sind in der Regel nicht hilfreich, da die Beschwerden vor ihrem Wirkungseintritt bereits spontan verschwunden sind; über Erfolge mit Nitroglycerin-Kapseln wurde in Einzelfällen berichtet.

Was können Sie selbst tun?

Zunächst sollten Sie zur Klärung schwer wiegenderer Beschwerden einen entsprechend qualifizierten Spezialisten aufsuchen. Dieser wird Ihnen nach der notwendigen Untersuchung entsprechende Verhaltensempfehlungen geben, insbesondere auf eine faserreiche und ballastreiche Kost hinweisen sowie auf ein körpergerechtes Verhalten bei der Stuhlentleerung. Vielleicht nennt er Ihnen aus seiner Erfahrung weitere Tricks zur Selbsthilfe, z. B. das Einführen des eigenen Fingers, wenn diese Krämpfe trotzdem auftreten.

Reizdarm (Colon irritabile)

Was ist ein Colon irritabile?

Beschwerden im Sinne eines Reizdarms sind häufig (jeder 5. – 6. Mitteleuropäer) und treten vor allem im unteren Dickdarm auf. Sie sind vor allem in höher zivilisierten Ländern zu finden, und zwar besonders zwischen dem 30. und dem 60. Lebensjahr. Frauen sind 2–3-mal häufiger betroffen als Männer. Typischerweise treten die folgenden Beschwerden jahrelang immer wieder auf – mit wechselnder Intensität. Es sind krampfartige Schmerzen – meist im linken Unterbauch. Oft wechseln Durchfall und Verstopfung, nicht selten mit Abgang von zähem und flüssigem Schleim. Der Stuhl ist oft schafskotartig oder bleistiftförmig verändert.

Wechselnde Beschwerden des Reizdarms
zeitlich und örtlich wechselnde Bauchschmerzen
wechselnde Stuhlfrequenz (mehr als 3 Stühle täglich oder weniger als 3 Stühle wöchentlich)
wechselnde Stuhlkonsistenz (wässrig-breiig bis knollig »Schafskot«)
Blähungen, Schleimabgang, Gefühl der unvollständigen Entleerung, plötzlicher intensiver Stuhldrang, stärkere Beschwerden nach den Mahlzeiten
Besserung nach der Stuhlentleerung
Zunahme der Beschwerden durch »Stress«
Besserung bei Entspannung (z.B. im Urlaub)
Nachtschlaf nicht beeinträchtigt

Wie entsteht ein Colon irritabile?

Die Ursache dieser Funktionsstörung ist nicht eindeutig geklärt; es scheinen mehrere Faktoren beteiligt sein:

- ungewöhnliche Darmbeweglichkeit
- gestörtes Schmerzempfinden
- Nahrungsmittelunverträglichkeiten
- veränderte Darmflora

Auffallend ist die zeitliche Verbindung mit seelischen Belastungen (»Der Darm ist der Spiegel der Seele«). Vieles spricht dafür, dass ein Reizdarm zusammenhängt mit unserer modernen, d.h. zu ballast- oder faserstoffarmen Ernährung.
Einiges weist darauf hin, dass der Reizdarm die Vorstufe der Divertikelkrankheit (siehe Seite 104) ist.

Welche Behandlungsmöglichkeiten gibt es?

Eine wirksame Behandlung des Reizdarmsyndroms erfordert immer ein besonders intensives Arzt-Patienten-Gespräch. Dieses zielt auf eine Konfliktlösung im persönlichen Bereich. Entspannungsübungen, Abbau von Stressfaktoren und körperlich kräftigende Maßnahmen.

Begleitet von einer gezielten medikamentösen Therapie (probiotische bzw. krampflösende Arzneimittel) können die Beschwerden deutlich lindern.

Was können Sie selbst tun?

Die beste Hilfe gegen einen Reizdarm ist eine möglichst faser- und ballastreiche Ernährung (siehe Seite 161).

Eine spezielle Diät ist nicht bekannt. Nahrungs- und Genussmittel (Hülsenfrüchte, fette Speisen, Alkohol, Gewürze, Kaffee) können Beschwerden auslösen oder verschlimmern, dann sollten sie gemieden werden. Ernährungsprotokolle bzw. Tagebücher können hilfreich sein, solche Zusammenhänge aufzudecken.

Eine Reihe von Faserstoffen, z.B. Weizenkleie werden wegen der zusätzlichen Gasbildung oft nicht vertragen; Flohsamenschalen sind hier eine bessere Alternative.

Abführmittel aller Art (auch Milchzucker) sollten in jedem Falle vermieden werden.

Wenn bestimmte Belastungen und Konfliktsituationen die Beschwerden verursachen bzw. verstärken, sollten Sie diese möglichst vermeiden: mit einem geregelten Tagesablauf und ausreichend Schlaf, einer sinnvollen sportlichen Betätigung – eventuell verbunden mit autogenem Training.

In einer Reihe von Fällen bringt auch die Spülbehandlung des Dickdarms (Kolon-Hydro-Therapie, siehe Seite 149) Erleichterung, auch wenn ihre Wirkungsweise unklar ist.

Verstopfung (Obstipation)

Was ist Obstipation?

Verstopfung ist eine zu seltene oder zu schwierige Entleerung des Stuhles. Sie kann zwar unangenehm sein, aber sie ist in der Regel harmlos. Dabei sind Frauen deutlich häufiger betroffen als Männer. Normal ist eine Stuhlentleerung 1–3-mal täglich bis 2–3-mal wöchentlich. Dabei liegt das durchschnittliche Stuhlgewicht zwischen 150 und 220 Gramm. Der Stuhl verbleibt bei einer Verstopfung zu lange im Darm, bzw. er wird zu stark eingedickt. »Giftstoffe« spielen dabei keine Rolle: Auch bei einer zu seltenen Stuhlentleerung können keine angeblichen Schadstoffe aus dem Darm in den Körper gelangen. Deshalb sollte keineswegs durch Abführmittel eine tägliche Stuhlentleerung erzwungen werden.

Wie entsteht eine Obstipation?

Hierbei unterscheidet man organische, also echte Krankheitsursachen von funktionellen Veränderungen.
Organische Ursachen sind selten. Hier können z. B. Geschwülste im oder außerhalb des Dickdarms die Stuhlpassage zunehmend behindern; dies führt dann in relativ kurzer Zeit

zu einem kompletten Darmverschluss – zu einem lebensbedrohlichen Ileus.

Harmlos dagegen ist die erschwerte Stuhlentleerung bei einem inneren Schließmuskelvorfall. Der Mastdarm (siehe Seite 92) legt sich innen über den Schließmuskel – sozusagen als »Klappventil«. Der Stuhl sammelt sich vor diesem Vorfall, wird zunehmend eingedickt und entleert sich in kleinen festen Knollen (»Schafskot«).

Häufigste Ursache jedoch ist eine falsche Ernährung und mangelnde Flüssigkeitszufuhr. Nur genügend Fasern, also nicht verdauliche pflanzliche Ballaststoffe sorgen für eine genügende Füllung und damit für die notwendige Aktivität des Darms.

Der Dickdarm heißt nicht deshalb so, weil er dicker ist als der Dünndarm, sondern weil er zunächst flüssigen Stuhlbrei eindickt. Bei unzureichender Trinkmenge wird also der Dickdarm möglichst viel Wasser aus dem Stuhl herausholen, um es dem übrigen Körper wieder zuzuführen. Daraus resultiert dann ein extrem fester Stuhl im Mastdarm mit den entsprechenden Entleerungsproblemen.

Vorübergehende Verstopfungen treten auch auf bei seelischen Belastungen auf, bei Reisen im Urlaub, aber auch während der Schwangerschaft.

Welche Behandlungsmöglichkeiten gibt es?

Eine langjährige Stuhlverstopfung deutet allein aufgrund ihrer Vorgeschichte eher auf eine harmlose, also funktionelle Ursache hin. Trotzdem sollte auch hier eine ernsthafte Erkrankung ausgeschlossen werden. Zwingend ist aber eine gezielte Diagnostik bei plötzlich auftretenden Stuhlproblemen. Hier besteht immer der Verdacht auf eine gravierende Erkrankung.

Bestätigt sich bei diesen Untersuchungen ein solcher Verdacht, so muss naturgemäß zunächst die Grunderkrankung behandelt bzw. beseitigt werden.

Erst wenn der harmlose Charakter einer Verstopfung feststeht, gravierende Erkrankungen also ausgeschlossen sind, sollten Ernährungs- und Lebensweise ausführlich erörtert und verändert werden.

Eine entsprechende Umstellung benötigt oft mehrere Wochen. Vorübergehend helfen kleine Einläufe, Klistiere oder Stuhlzäpfchen.

Was können Sie selbst tun?

Zunächst sollten Sie dieses Problem – wenn es eines ist – mit Ihrem Arzt besprechen. Besteht kein Anhalt (mehr) für eine gravierende Verstopfungsursache, so kommt es in erster Linie auf eine möglichst faserreiche Ernährung an. Faserstoffe sind nicht verdauliche pflanzliche Nahrungsbestandteile, die vor allem für eine genügende Füllung des Darms sorgen. Der Fasergehalt der Nahrung lässt sich weiterhin verbessern mit Weizenkleie oder Flohsamenschalen. Dabei werden Flohsamenschalen meist besser vertragen als Weizenkleie (weniger Blähungen!).

Die abführende Wirkung der Faserstoffe beruht auf ihrer Fähigkeit Wasser zu binden (Quellvermögen). Deshalb steigt z.B. nach 20 g Flohsamenschalen das Stuhlgewicht deutlich an. Gleichzeitig verkürzt sich die Stuhlpassage; bei verstopften Patienten nehmen die Stuhlentleerungen zu.

Weizenkleie und Flohsamenschalen bedürfen für ihre optimale Wirkung ausreichend Flüssigkeit, und zwar unmittelbar mit oder nach ihrer Einnahme.

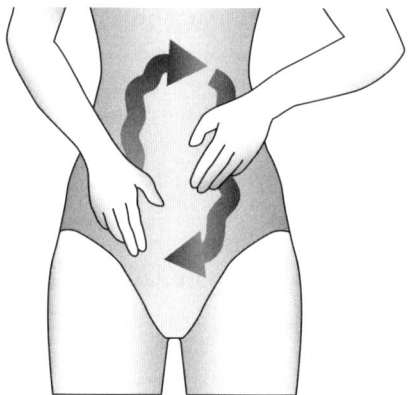

Abbildung 35: Dickdarm-Massage bei Verstopfung.
15 x morgens und abends im Bett den Darm durch die Bauchdecke in seinem Funktionsverlauf kräftig »anschieben«: rechts unten → rechts oben → links oben → links unten, dann absetzen und wieder rechts unten.

Insgesamt benötigt der menschliche Organismus täglich mindestens 2 Liter Flüssigkeit – besonders zusammen mit Weizenkleie und Flohsamenschalen; Kaffee zählt dabei nicht.

Bestimmte Sportarten oder Freizeitaktivitäten fördern die Verdauung, hierzu gehören sicher ein regelmäßiger Spaziergang, vor allem aber Radfahren und Schwimmen. Dagegen fördern z. B. Joggen, Tennisspielen, also Hüpfen und Springen eher einen inneren Vorfall und damit eine Verstopfung.

Wichtig ist ein körpergerechtes Verhalten auf der Toilette. Zunächst kommt es darauf an, nicht täglich zu einer bestimmten Zeit den Enddarm zur Stuhlentleerung zwingen zu wollen. Man muss »müssen« und nicht »sollen« oder »wollen«. Der Gang zur Toilette sollte also erst bei entsprechendem Stuhldrang erfolgen. Darüber hinaus beeinflussen bestimmte Nahrungsmittel die Darmaktivität (siehe Tabelle »Nahrungs-Tipps für weicheren Stuhl«).

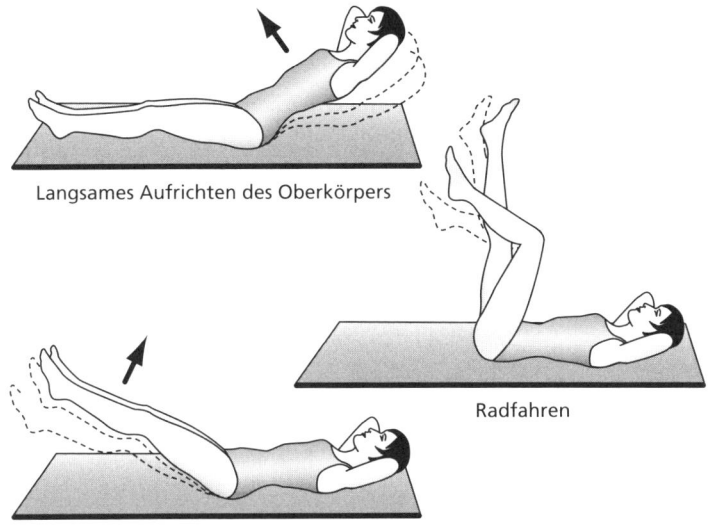

Langsames Aufrichten des Oberkörpers

Radfahren

Anheben der Beine

Abbildung 36: Gymnastik gegen Verstopfung.
    ① Anheben der Beine
    ② langsames Aufrichten des Oberkörpers
    ③ »Radfahren«

Nahrungs-Tipps für weicheren Stuhl	
frisches Gemüse:	Bohnen, Erbsen, Linsen, Karotten, Fenchel, Sellerie, alle Kohlarten
frisches Obst:	Rhabarber, Orangen, Birnen, Kiwi, Himbeeren, schwarze Johannisbeeren
Trockenobst:	Aprikosen, Datteln, Feigen, Pflaumen
Nährmittel, Getreide:	Getreidekörner, Weizenkleie, Haferkleie, Haferflocken, Grünkern, Vollkornnudeln
Backwaren:	Knäckebrot, Vollkornbrot Fette und Öle, Gewürze

viel Flüssigkeit:	mindestens 2 Liter täglich (Kaffee zählt nicht!)
Merke: Dies sind **allgemeine Hinweise**, die nicht immer für jeden gelten. Sie sind auszuprobieren!	

Vorsicht bei Verstopfung mit	
Backwaren	aus Weißmehl: Weißbrot, Brötchen, Brezeln, Kekse, Cracker, Kuchen; Pfannkuchen
Nährmittel:	Nudeln, Pudding, Schokolade
Obst:	Bananen, getrocknete Heidelbeeren, Auberginen
Getränke:	Tee (schwarz und grün), Kakao, Rotwein

Darüber hinaus helfen oft »Dickdarm-Massagen« (Abb. 35) und Bauchgymnastik (Abb. 36).

Chronischer Durchfall (Diarrhö)

Was ist eine Diarrhö?

Ein plötzlich auftretender Durchfall kann zwar gelegentlich äußerst unangenehm sein, verschwindet aber in der Regel mit einfachen diätetischen Maßnahmen (Tee-Pause, Salzstangen, Cola) oder auch medikamentös nach wenigen Tagen.
Vergeht aber nach etwa zwei Wochen der Durchfall nicht oder tritt er nach einigen Tagen erneut auf oder verbleibt ein weicher, breiförmiger Stuhlgang, so kann dies ernsthafte Ursachen haben (muss es aber nicht), z. B.

- Störungen in den oberen Verdauungsorganen (Leber, Gallenblase, Magen, Zwölffingerdarm, Bauchspeicheldrüse)
- chronisch entzündliche Darmerkrankungen wie Morbus Crohn (siehe Seite 100), Colitis ulcerosa (siehe Seite 98)
- Infektionen (Viren, Bakterien, Pilze, Würmer)
- Divertikelkrankheit (siehe Seite 104)
- Reizdarm (siehe Seite 134)
- Dickdarm-Geschwülste
- Nahrungsmittelempfindlichkeit, Fehlernährung
- Medikamente

Diese – und eventuell andere, seltenere – Erkrankungen gilt es auszuschließen bzw. zu behandeln.

Trotz aller diagnostischen Bemühungen findet auch der Spezialist bei manchen Menschen keine Ursache für einen chronischen Durchfall bzw. weiche Stühle.

Muss ein (chronischer) Durchfall behandelt werden?

Liegt dieser Störung eine gravierendere Erkrankung zugrunde, sollte sie naturgemäß therapiert werden.

Aber auch ohne, dass eine besorgniserregende Ursache erkennbar ist, sollte der Stuhl aus zwei Gründen verfestigt werden:

- Mit zu häufigen und zu weichen Stühlen gehen viele Mineralien und wichtige Nahrungsbestandteile verloren, die der regulär arbeitende Dickdarm aus dem Stuhl resorbiert und dem Körper wieder zur Verfügung stellt.
- Ein zu weicher, flüssiger oder breiartiger Stuhl lässt den Schließmuskel nach wenigen Monaten schrumpfen. Diese reaktive Afterverengung führt dann deutlich häufiger zu

Enddarmerkrankungen, als dies bei einem festen geformten Stuhl der Fall wäre.

Aus den gleichen Gründen sind auch Abführmittel – entgegen einer weit verbreiteten Meinung – schädlich, besonders für den Enddarm.

Welche Behandlungsmöglichkeiten gibt es?

Priorität hat immer die Therapie der Grundkrankheit – wenn sie erkennbar ist. Darüber hinaus aber sollten bestimmte Nahrungsmittel und Getränke vermieden werden (siehe Tabelle Seite 145). Weiterhin kann man einen überaktiven Darm auch medikamentös »beruhigen«.

Was können Sie selbst tun?

Bei länger bestehenden oder immer wieder auftretenden Durchfällen, aber auch bei dauerhaft weichem Stuhl sollten Sie Ihren Arzt, gegebenenfalls einen Magen-Darm-Spezialisten konsultieren, um keine ernsthaften Erkrankungen zu übersehen.

Darüber hinaus sollten Sie selbst Ihre Ernährungsgewohnheiten überprüfen – etwa anhand der folgenden Tabelle.

Weizenkleie ist im Übrigen nicht nur eine wirksame Hilfe gegen Verstopfung, sondern kann auch einen zu weichen Stuhl eindicken. Vielfach wird auch übersehen, dass in vielen Mineralwässern Magnesium enthalten ist – ein äußerst wirksames Abführmittel.

Vorsicht bei zu weichen Stühlen mit	
frischem Gemüse:	Bohnen, Erbsen, Linsen, Karotten, Fenchel, Sellerie, alle Kohlarten
frischem Obst:	Rhabarber, Orangen, Birnen, Kiwi, Himbeeren, schwarze Johannisbeeren
Trockenobst:	Aprikosen, Datteln, Feigen, Pflaumen
Getreide:	Getreidekörner, Grünkern
Backwaren:	Vollkornbrot
Fetten, Ölen, Gewürzen	
Getränken:	Mineralwasser mit Magnesium (Mg), Kaffee, Bier, Weißwein, evtl. Milchprodukte

Wenn trotz aller Bemühungen eine chronische Durchfallerkrankung nicht zu behandeln ist, sollten Sie besonders darauf achten, genügend Vitamine und Mineralstoffe (Vorsicht bei Magnesium!) zu sich zu nehmen.

Naturheilverfahren bei Enddarm- und Dickdarmerkrankungen

Wann können Naturheilverfahren sinnvoll sein?

Gerade für Patienten mit Enddarm- und Dickdarmleiden wurden neben der klassischen Schulmedizin naturheilkundliche Heilverfahren entwickelt, mit denen seriös arbeitende Ärzte bemerkenswerte Erfolge selbst bei schwierigen Problemfällen erzielen können. Sie helfen nicht nur denjenigen, die ihre Gesundheit mit »sanfter Medizin« erhalten und wiederherstellen möchten, häufig sind sie auch der letzte Rettungsanker chronisch Kranker. Zwar erfüllen diese Verfahren nur ausnahmsweise die strengen Kriterien wissenschaftlicher Wirkungsnachweise, trotzdem haben Naturheilverfahren – hierzu gehören im weitesten Sinn auch die Homöopathie und die Akupunktur – seit Jahrzehnten erstaunliche Linderungen und Heilungen bewirkt. Sie haben vor allem den Vorteil, dass sie – sorgfältig und fachmännisch eingesetzt – kaum Schaden anrichten können – eine qualifizierte Untersuchung vorausgesetzt.

Phytotherapie

Phytotherapie bedeutet Arzneibehandlung mit wirksamen Pflanzenstoffen oder Pflanzenteilen. Sie wirken in der Regel mit schwachen Reizen und fördern dadurch unsere Lebenskräfte. Fast immer sind in einer Heilpflanze mehrere wirksame Inhaltsstoffe vorhanden – dazu auch Ballaststoffe. Das Zusammenwirken von Heil- und Ballaststoffen, den Mineralien und Spurenelementen verleihen der Arzneipflanze ihren charakteristischen Wert. Darüber hinaus kommen bei einer Heilpflanzenbehandlung nicht nur materielle Wirkstoffe zur Entfaltung, vielleicht mobilisieren »energetisch-dynamische Kräfte« die Reorganisation im kranken Körper. Die Grenzen zwischen Phytotherapie und »chemischer« Pharmakotherapie sind fließend. So enthalten z. B. die wirksamsten Herzmittel exakt definierte pflanzliche Wirkstoffe (Digitalis).

Phytopharmaka können bei einigen Darmbeschwerden als Hausmittel empfohlen werden: bei Blähungen, Durchfallerkrankung, Verstopfung, Reizdarm. Verschwinden die Beschwerden nach wenigen Tagen nicht, oder treten sie nach vorübergehender Besserung erneut auf, so ist in jedem Fall ein Arzt aufzusuchen.

Bei Blähungen

Tee aus Anis 30 g, Fenchel 10 g, Kümmel 10 g, Dill 25 g, Koriander 15 g.
Abends 5 gehäufte Teelöffel dieser Mischung mit 3 Tassen kaltem Wasser ansetzen, morgens erhitzen, 1 Minute kochen lassen, abgießen und 1/2 Stunde vor jeder Mahlzeit 1 Tasse schluckweise trinken.
Hilfreich sind dazu häufig Bitterkräuter, z. B. Tausendgüldenkraut, Enzianwurzel und das Wermutkraut.

Bei Durchfall

Tee aus Blutwurz 30 g, Thymiankraut 30 g, Kamillenblüten
20 g, Pfefferminzblätter 10 g.
2 gehäufte Teelöffel dieser Mischung mit 1/4 l kochendem
Wasser übergießen, zugedeckt 10 Minuten ziehen lassen,
durch ein Sieb abgießen. Bis zu 3 Tassen täglich trinken.
Es helfen hier auch Frauenmantel, Gänsefingerkraut, Oder-
mennig oder auch schwarzer Tee.

Bei Verstopfung

Bei chronischer Stuhlverstopfung helfen zumeist Quellmittel
wie Weizenkleie oder Flohsamenschalen – mit reichlich Flüssigkeit (2 Liter täglich) unterstützt durch eine ballaststoffreiche Kost (siehe Seite 161).
Pflanzliche Abführmittel wie z. B. Sennesblätter, Sennesscho-
ten oder Rhabarberwurzel sind bei Dauergebrauch für den
gesamten Organismus schädlich.

Bei Reizdarm

Tee aus Kamillenblüten 30 g, Melissenblätter 10 g, Pfefferminzblätter 10 g, Kümmelfrüchte 10 g, Fenchelfrüchte 10 g,
Gänsefingerkraut 10 g.
2 gehäufte Teelöffel dieser Mischung mit 1/4 l kochendem
Wasser übergießen, zugedeckt 10 Minuten ziehen lassen,
durch ein Sieb abgießen. Bis zu 3 Tassen täglich trinken.
Diese Tees können Sie sich nach diesen Rezepten bei Ihrem
Apotheker zusammenstellen lassen. Beachten Sie aber: wenn
die Beschwerden sich nach kurzer Zeit nicht bessern oder nach
Besserung erneut auftreten, ist ein Arztbesuch dringend erforderlich.

Kolon-Hydrotherapie

Kolon ist die medizinische Bezeichnung für Dickdarm; Hydro-
therapie bedeutet Wasseranwendung. Kolon-Hydro-Therapie
ist eine Darmbehandlung, bei der der ganze Dickdarm mit
temperiertem Wasser gespült wird. Er wird gereinigt von alten
Stuhlmassen, Kotsteinen, Gasen und Zersetzungsprodukten.
Die günstigen Wirkungen von Einläufen und Klistieren sind
von alters her bekannt. Die Kolon-Hydro-Therapie ist ein seit
Jahren erfolgreiches Verfahren zur Darmreinigung – schonend
und unkompliziert, aber durchaus wirkungsvoll.
Die ärztliche Erfahrung lehrt, dass bei vielen Menschen der
Darm nicht mehr natürlich funktioniert. Sie leiden an Dys-
biose, einer gestörten Lebensgemeinschaft von Darmbakterien
und Mensch. Durch sterilisierte und denaturierte Lebensmit-
tel, fehlerhafter Ernährungs- und Lebensweise, Umweltgifte
und Missbrauch von Medikamenten ist das Gleichgewicht
zwischen Mensch und Bakterien nicht mehr intakt.
Die Kolon-Hydro-Therapie hat sich vor allem bei folgenden
Darmbeschwerden bewährt: Verstopfung, Durchfall, Reizdarm, Blähbauch, Divertikulose, chronische Darmentzündungen (im nicht-akuten Zustand).
Die Lösungskraft des Wassers und die sanfte Temperaturrei-
zung des Darms bewirken, dass dieser wieder richtig arbeitet.
Mit eigener Motorik – unterstützt durch eine spezielle Darmmassage – befördert er den angesammelten alten und verkru-
steten Darminhalt weiter. Dieser natürliche Säuberungspro-
zess beseitigt Beschwerden, die direkt oder indirekt mit der
gestörten Darmfunktion zusammenhängen.
Nach der Voruntersuchung durch Ihren Arzt berücksichtigt er
in seinem Behandlungsplan Art und Schwere Ihrer Darmstö-
rung und legt die Anzahl der Spülungsbehandlungen fest.
Diese werden durch eine speziell ausgebildete Therapeutin
durchgeführt. In bequemer Rückenlage fließt durch ein Kunst-
stoffröhrchen temperiertes Wasser langsam in den Darm. Da-

bei wird mehrfach von Wassereinlauf zu Wasserablauf umge-
schaltet; der Darminhalt geht direkt in den Abfluss. Mit einer
zusätzlichen Darmmassage kann die Therapeutin Prob-
lemzonen ertasten und gezielt behandeln. Die ganze Prozedur
– mit einer kurzen Ruhezeit nach dem Ablauf – dauert unge-
fähr 45 Minuten.
Nicht zuletzt eignet sich die Kolon-Hydro-Therapie zur Ein-
leitung einer allgemeinen »Entschlackungs- und Reinigungskur.«

Heilfasten

Beim Heilfasten steht für viele Menschen zunächst der
Wunsch nach Gewichtsabnahme im Vordergrund. Aus naturheilkundlicher Sicht aber stellt der Gewichtsverlust beim
Heilfasten eher eine Begleiterscheinung von Heilvorgängen
dar, die durch das Fasten in einer ganz bestimmten Reihen-
folge ausgelöst werden. Beim Heilfasten wird zunächst der
gesamte Darm »gesäubert«. Die anschließende reine Flüssig-
nahrung steigert offensichtlich die Abwehrkräfte. Die Selbst-
heilungskräfte werden mobilisiert. Heilfasten kann Krankheiten vorbeugen.
Dazu kommt es während und im Anschluss an das Heilfasten
sehr oft zu einer Aufhellung (Verbesserung) der seelischen
Verfassung.
Heilfasten heißt nicht hungern. Heilfasten muss man sich
vorstellen als Ausscheidungs- und Reinigungskur. Allerdings
sollten Fastenkuren immer ärztlich überwacht werden, denn
sie können gelegentlich auch zu unerwünschten Folgen führen, z. B. beim Zuckerkranken.

In der Regel sollte eine Fastenkur mindestens zwei, besser drei Wochen durchgeführt werden. So genanntes Kurz-Fasten (einige Tage) hat wenig Sinn. Nach der eigentlichen Fastenkur wird der Organismus innerhalb einer Woche an die reguläre Ernährung wieder herangeführt (»Fastenbrechen«). Die bekanntesten Fastenkuren sind die Mayr-Kur, die Buchinger-Kur und die Schroth-Kur – benannt nach den Ärzten, die sie entwickelt haben. Die Unterschiede dieser Verfahren liegen in den Nahrungshilfen während der Fastenzeit. So ist z. B. bei der Mayr-Kur nur die Einnahme mehrerer Tage alter Semmeln erlaubt, sonst lediglich Kräutertees und Wasser, bei der Buchinger-Kur nur Obstsäfte und Gemüsesuppen.

Ozontherapie

Ozon – auch als Aktiv-Sauerstoff bezeichnet – ist eine besonders energiereiche Form des Sauerstoffs und verfügt über eine Reihe unterschiedlicher Eigenschaften. Die bekannteste ist die Reizung des Lungengewebes. Andere Eigenschaften des Ozons – wenn es direkt ins Gewebe gelangt – sind zwar wenig bekannt, dafür aber umso nutzbringender. Ein modernes Ozongerät stellt aus medizinisch reinem Sauerstoff das gewünschte und therapeutisch sinnvolle Ozon-Gasgemisch her. Folgende Eigenschaften des Ozons sind medizinisch besonders nützlich: keimtötend – gegen Pilze, Bakterien und Viren, durchblutungsfördernd, blutstillend, wundreinigend, wundheilend, stoffwechselfördernd. Eine Ozonbehandlung kann daher bei einigen Leiden eine medikamentöse Behandlung überflüssig machen.
Bei Dickdarm- und Enddarmerkrankungen spielt die Keimbesiedlung meist eine erhebliche Rolle. Die beste Wirkung wird bei diesen Leiden durch eine direkte Einwirkung des Ozons

auf das kranke Gewebe erreicht, vor allem bei Analekzem,
Colitis ulcerosa, Proktitis, Colon irritabile, spastischer Obstipation, Wundheilungsstörungen.
Um eine lang anhaltende Wirkung zu erzielen, empfehlen sich
je nach Krankheit zwischen 8 und 12 Behandlungen.

Operationen am Enddarm

Allgemeines

Leider lassen sich eine ganze Reihe von Enddarmerkrankungen nur durch einen operativen Eingriff sanieren. Wegen der Vielfalt und Komplexität der Enddarm-Strukturen und -Funktionen erfordern diese Eingriffe ganz spezielle Kenntnisse, Erfahrungen und Fertigkeiten, die eine allgemeinchirurgische Weiterbildung in der Regel nicht vermittelt. Es empfehlen sich hierfür speziell ausgerichtete Operationszentren (siehe Seite 173). Enddarmoperationen sind hier solche Eingriffe, die nicht vom Bauch aus erfolgen, sondern vom After und seiner Umgebung aus, also von hinten. Hiervon leiten sich besondere technische Anforderungen ab.

Ambulant oder stationär?

Prinzipiell lassen sich nahezu alle Enddarmoperationen ambulant durchführen, wenn die räumlichen, apparativen, hy-

gienischen und personellen Voraussetzungen den aktuellen
wissenschaftlichen Anforderungen entsprechen.
Eine Operation sollte dann stationär erfolgen, wenn

• zu erwartende Komplikationen bei oder nach der Narkose
  oder der Operation eine permanente fachliche Überwachung notwendig machen (für ein schnelles Eingreifen!),
• bei häuslichen Problemen nach der Operation – Blutung,
  Schmerz, Probleme beim Wasserlassen – keine kompetente
  Hilfe in angemessener Zeit verfügbar sein kann (z.B. Alleinstehende, kein Telefon, große Entfernung zur nächsten
  Klinik).

Ihr Enddarm-Spezialist wird hier mit seiner Erfahrung und
seinen Kontakten den besten Rat geben.

Örtliche Betäubung oder Vollnarkose?

Höchstens Operationen außen am After (siehe z.B. Seite 43,
45, 48) lassen sich in einer – allerdings meist recht unangenehmen – örtlichen Betäubung durchführen.
Für Eingriffe im Inneren des Enddarms (Afterkanal und Mastdarm) sollte von wenigen Ausnahmen abgesehen kein eingespritztes Betäubungsmittel die komplizierten Operationsverhältnisse beeinträchtigen. Für die meisten Enddarmeingriffe
kommen deshalb nur eine Vollnarkose oder eine Rückenmark-
Teilnarkose infrage.
Auch wenn ärztliche Eingriffe nie bei allen Patienten hundertprozentig komplikationslos verlaufen können, sind die Risiken beider Narkoseverfahren heute praktisch zu vernachlässigen. Beide haben ihre besonderen Vorteile! Vertrauen Sie
Ihrem Anästhesisten: er wird Ihnen die für Ihre spezielle Situation geeignetste Narkoseform empfehlen.

Operationsvorbereitung

Aufklärung

Nach der Diagnose wird Ihr Enddarm-Spezialist die therapeutischen Möglichkeiten erörtern – gegebenenfalls auch eine Operation. Steht die Operationsanzeige fest, müssen Sie sich über die Chancen und Risiken des Eingriffs informieren. Diese erfolgt spätestens durch den Operateur in einem Aufklärungsgespräch – meist unter Mithilfe eines so genannten Aufklärungsbogens, in dem der vorgesehene Eingriff und seine Risiken ausführlich dargestellt werden. Eine gleichgerichtete Information gibt Ihnen der Narkosearzt.

Ihr schriftliches Einverständnis sollten Sie abhängig machen von diesen Informations- und Aufklärungsgesprächen – und vom Vertrauen Ihrem Arzt gegenüber.

Voruntersuchung

Um das Komplikationsrisiko der Narkose und der Operation zu minimieren, benötigen Anästhesist und Operateur u. a. Angaben über frühere Erkrankungen (mit einem speziellen Fragebogen) sowie aktuelle Untersuchungsbefunde (Laborwerte, evtl. EKG und Röntgen).

Nüchtern

Für die Narkose und für die Operation müssen Sie nüchtern sein: Sie sollten spätestens sechs Stunden vor der Operation nichts mehr essen, nichts mehr trinken und auch nicht mehr rauchen. Da nach jeder Narkose die Reaktionsfähigkeit eingeschränkt ist, müssen Sie sich bei einem ambulanten Eingriff später abholen lassen.

Darmentleerung

Vor den meisten Enddarmoperationen ist eine künstliche Darmentleerung in der Regel nicht nötig; der Gang zur Toilette vorher reicht.

Nur bei Operationen im Mastdarm wird vorher dieser mit einem Klistier entleert. Eine komplette Darmspülung mit vollständiger Entleerung des gesamten Dickdarms ist vor allem dann notwendig, wenn das Operationsgebiet für einige Tage stuhlfrei gehalten werden soll (Ernährung mit „Astronautenkost"); vor allem ist dies bei Operationen am Schließmuskel erforderlich.

Nachbehandlung

Da es sich speziell bei Enddarmoperationen nicht um keimfreie Eingriffe handeln kann, wurde hierfür eine besondere Operationstechnik entwickelt: Die Wunden bleiben offen und werden nicht zugenäht. Bei richtiger Technik und Nachbehandlung heilen sie nach einiger Zeit von der Seite und der Tiefe her aus (ähnlich einer tiefen Schürfwunde).

Dabei stört der Stuhl die Wundheilung nicht – im Gegenteil. Halten Sie ihn deshalb nicht zurück, sondern geben Sie dem Stuhldrang nach – ohne Pressen. Nach dem Stuhlgang werden After und Wunde in einem Sitzbad gereinigt oder lauwarm ausgeduscht.

In den folgenden Tagen werden sich Wundsekret und vielleicht auch etwas Blut absondern – manchmal unangenehm riechend, auch grün-gelblich verfärbt. Dies ist normal und sollte Sie nicht beunruhigen.

Mit einem Sitzbad (Kochsalz oder Kamille) nach dem Stuhlgang lassen sich After und Wunde schonend säubern. Ein weiteres Sitzbad (z.B. abends) entfernt Wundsekret und hilft gegen lästigen Juckreiz. Für die Folgebehandlung wird eine Salbe rezeptiert. In der Regel reicht 1 cm davon auf einem Verbandsläppchen, das am besten im Hocken auf die Wunde gelegt wird (gespreiztes Gesäß).

Wichtig ist die regelmäßige Wundkontrolle durch einen Enddarm-Spezialisten. Aber auch damit können Wundheilungsstörungen nicht sicher ausgeschlossen werden.

Übrigens: auch mit noch offener Wunde können Sie Ihrer Arbeit nachgehen, selbst wenn diese sehr staubig oder schmutzig ist.

10 Regeln für einen gesunden Enddarm

1. Regel: Lassen Sie es nicht so weit kommen!

Fraglos sind After und Enddarm mit ihren elementaren Funktionen wesentlich mitverantwortlich für unsere Lebensfreude. Solange alles bestens funktioniert, geht es uns gut – und so sollte es möglichst auch bleiben. Beachten Sie deshalb die folgenden Regeln und Empfehlungen. Werden Sie nicht erst dann aktiv, wenn Sie Beschwerden haben.

Lassen Sie sich Ihren Enddarm schon dann kontrollieren, solange noch alles in Ordnung ist. Zum Beispiel entwickeln sich gerade die so häufigen Hämorriden jahrelang unbemerkt; qualifizierte Spezialisten wissen dies und können so rechtzeitig tätig werden, dass ein Hämorridalleiden erst gar nicht entsteht.

Ein befriedigender Stuhlgang erhält die Lebensfreude!

2. Regel: Körpergerechte Stuhlentleerung (Abb. 37)

Täglicher Stuhlgang muss nicht sein; 2–3-mal wöchentlich ist genauso normal wie 2–3-mal täglich. Der Stuhl enthält keine Giftstoffe, die bei längerem Verweilen den übrigen Körper schädigen können. Auch ist durch einen unregelmäßigen Stuhlgang eine Gewichtszunahme nicht zu befürchten.
Nur bei Stuhldrang sollte die Toilette aufgesucht werden; der Glaube, den Darm erziehen zu können, trügt. Andererseits aber sollte der Stuhldrang nicht aus Zeitgründen unterdrückt werden – unabhängig davon, wie wichtig eine berufliche Sitzung oder Arbeit auch sein mag.
Auf der Toilette sollten wir uns locker und bequem hinsetzen. Um die Darmentleerung zu unterstützen, kann man die Bauchdecke mit kreisenden Bewegungen massieren. Auch ein zwischenzeitliches Aufstehen und Hinsetzen kann sich

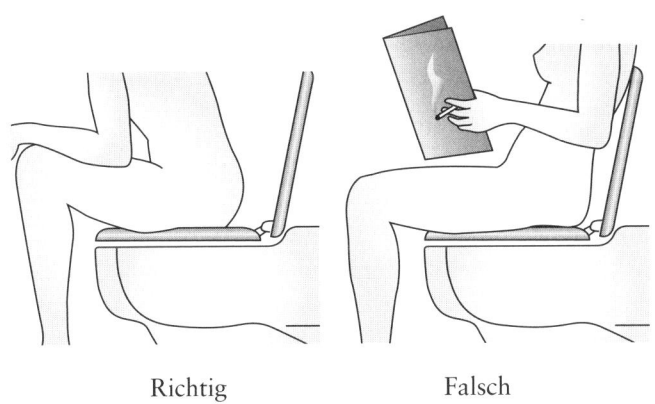

Richtig   Falsch

Abbildung 37: Sitzen auf der Toilette.
Nach vorn gebeugt sitzen – ggf. auf den Damm drük-ken. Keinesfalls gemütlich Zeitung lesen. Nach spä-testens 3 Minuten soll das »Geschäft« erledigt sein.

günstig auswirken. Manchmal hilft es auch, den vorderen und hinteren Damm mit der Hand »abzustützen«.

Für den aufrechten Gang sind die Strukturen des Beckenbodens und des Afters bei uns Menschen oft zu schwach ausgebildet. Deshalb ist u. a. das Hämorridalleiden so verbreitet. Aber auch eine nachlassende Stuhlkontrolle (Inkontinenz) hat hier ihre wesentliche Ursache – oft verstärkt durch jahrelanges Fehlverhalten auf der Toilette. Eine körpergerechte Stuhlentleerung kann Hämorridalleiden und Inkontinenz vielleicht nicht immer verhindern, aber sicher jedoch hintanhalten. Dagegen lässt sich ein schwaches Bindegewebe weder durch Massagen noch durch Medikamente beeinflussen.

Voraussetzung für einen optimalen Stuhlgang ist immer eine ballastreiche Ernährung, z.B. mit zusätzlicher Einnahme von Weizenkleie und viel Flüssigkeit! Prinzipiell ist ein gut geformter Stuhl für den Schließmuskel und den After besser als ein zu weicher. Ein dauernd breiiger Stuhl lässt den Schließmuskel schrumpfen und fördert die Bildung von Hämorriden und anderen Enddarmleiden. Es schadet nicht, wenn man gelegentlich eine feste Stuhlsäule mit kräftiger Bauchpresse durch den After drücken muss.

Gefährlich jedoch ist das so genannte Nachpressen!

Nach der ersten Stuhlportion haben viele Menschen das Gefühl einer unvollständigen Entleerung. Dies täuscht jedoch: lediglich der Mastdarm hat sich nach unten geschoben, liegt innen auf dem Schließmuskel und vermittelt ein falsches Stuhlgefühl. Ein weiteres Nachpressen verschlechtert die Situation, denn damit wird der Darm weiter nach unten gedrückt, und der Schließmuskel leiert allmählich aus. Ganz schlecht sind also längere Sitzungen (über 3 Minuten); Zeitungslesen auf dem WC ist eine äußerst ungesunde Angewohnheit.

Nach der ersten Entleerung und vor dem Säubern des Afters sollten Sie deshalb 3-mal folgende After-Übungen durchführen:

- After zusammenkneifen und Schließmuskel einziehen,
- eingezogenen Schließmuskel 3–5 Sekunden einhalten,
- After locker fallen lassen (aber nicht Pressen!).

Damit drückt Ihr Schließmuskel den Darm wieder nach oben; Sie fühlen jetzt den entleerten Darm. Der Schließmuskel kann sich richtig schließen – und Sie benötigen weniger Toilettenpapier. Haben Sie einen Hund oder eine Katze, so beobachten Sie Ihr Tier bei der Stuhlentleerung; nehmen Sie sich dort ein Beispiel.

3. Regel: Ballaststoffreiche Kost (Abb. 38)

Hauptursache von Enddarmleiden (und andere Zivilisationskrankheiten) ist unsere heutige »raffinierte«, d. h. faser- oder ballastarme Ernährung. Vor 100 Jahren verzehrten die Menschen hier etwa fünfmal mehr Faserstoffe als wir heute. Für Ihr gegenwärtiges Wohlbefinden und Ihre zukünftige Gesundheit sind Faserstoffe deshalb unerlässlich.
Faser-, Ballast- oder Schlackenstoffe sind alle unverdaulichen Pflanzenteile – praktisch ohne Kalorien. In tierischer Nahrung sowie in Weißmehl und Zucker sind sie also nicht (mehr) enthalten.

Faserstoffe für Ihre Gesundheit

Allein durch sie können wir den immer häufiger werdenden – auch bösartigen – Erkrankungen des Darms und des Afters aktiv vorbeugen. Nicht die Häufigkeit des Stuhls, sondern seine Zusammensetzung (Fasergehalt!) sind hierbei entscheidend! Der Stuhl soll gut geformt, aber weder knollig noch breiig sein.

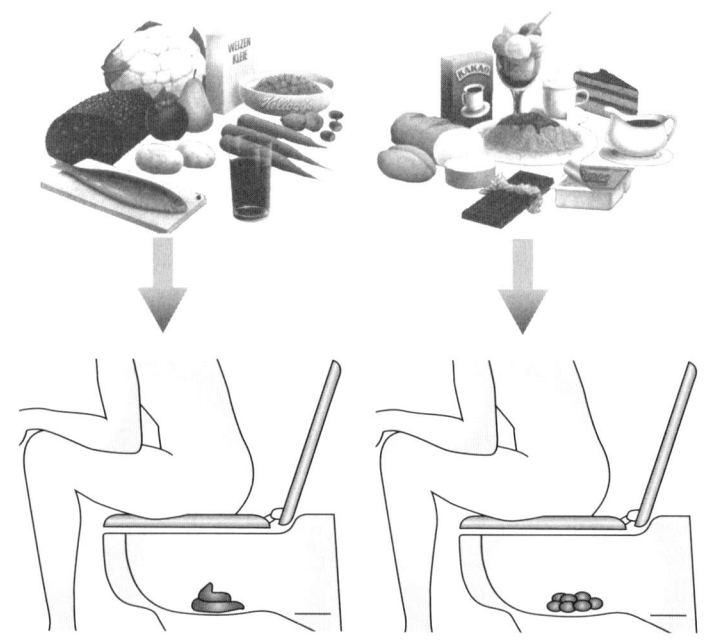

weicher, aber geformter Stuhl   harter schafskotartiger Stuhl
                                        mit Verstopfung

Abbildung 38: Faserreiche (Ballaststoffreiche) Ernährung.
Für eine optimale Verdauung ist eine faserreiche Nahrung – mit genügend Flüssigkeit unabdingbar. Motto: »Hart rein, weich raus!«

Faserstoffe für die geregelte Verdauung

Zusammen mit reichlich Flüssigkeit sind sie die »Füllstoffe« für den Darm, um die Darmwand zu dehnen. Erst die dadurch ausgelösten Füllungs- und Dehnungsreflexe aktivieren die Darmtätigkeit.

Fasergehalt unserer Lebensmittel:

Weizenkleie	53%	Weiße Bohnen	19%
Roggenvollkornmehl Typ 1800	17%	Linsen	11%
Knäckebrot	14%	Erbsen, grün, roh	5%
Weizenvollkornmehl Typ 1700	11%	Rosenkohl, roh	4%
Vollkornzwieback	10%	Grünkohl, roh	4%
Vollkornnudeln	8%	Möhren (Karotten), roh	3%
Roggenvollkornbrot	7%	Bohnen, grün, roh	3%
Haferflocken (Vollkorn)	7%	Broccoli, roh	3%
Pumpernickel	6%	Porree (Lauch), Knolle roh	3%
Roggenbrot	5%	Blumenkohl, roh	3%
Weizenvollkornbrot	5%	Kartoffeln, roh, frisch geerntet	3%
Reis, Korn, Naturreis, gespelzt	4%	Rotkohl, roh	3%
Weizenbrot (Weißbrot)	3%	Rote Rübe (Bete), roh	3%
Apfel, ungeschält	3%	Weißkohl, roh	3%
Banane	3%	Sauerkraut, abgetropft, roh	2%
Birne	3%	Paprikafrüchte, roh (grün-gelb)	2%
Apfelsine	2%	Tomaten, roh	2%
Kirsche, süß	2%	Feldsalat	2%
Mandarinen	2%	Gurken, roh	2%

Die meisten Faserstoffe enthalten Weizenkleie. Täglich 1–2 Esslöffel mobilisieren den Darm, z. B. in Fruchtjoghurt, Suppe oder morgens mit Müsli. Bevorzugen Sie dazu Vollkornbrot und Knäckebrot. Essen Sie viel Obst und Gemüse mit Schalen und Gehäuse – roh oder gekocht; meiden Sie dagegen alles Weißgebackene (Brötchen, Nudeln, Kuchen, Kekse). Backen Sie mit Vollkornmehl (Weizen Typ 1700).

Dazu jeden Tag etwa 2 Liter Flüssigkeit (Kaffee zählt nicht). Beides – Faserstoffe und Flüssigkeit – führen zu einem gut geformten Stuhl und zu einem gesunden Darm.

Wichtig: Weizenkleie ist kein Abführmittel. Diese sind immer schädlich und können gefährliche Nebenwirkungen entfalten: Wasser- und Salzverlust, Herz-Kreislaufversagen und Leberschäden. Abführmittel (Laxantien) lähmen und verstopfen den Darm, denn ein leerer Darm kann nicht arbeiten! Dazu können sie zu Hämorriden und anderen Enddarmerkrankungen führen.

4. Regel: Baumwoll-Wäsche

Die Umgebung des Afters – zwischen den Gesäßbacken gelegen – ist wenig belüftet. Schweiß kann hier schlechter verdunsten als etwa im Gesicht.

Deshalb ist saugfähige, locker sitzende Unterwäsche aus Baumwolle für diesen Bereich besonders günstig. Vermeiden sollte man Wäsche aus Kunststoff-Fasern. Wolle ist zwar auch recht saugfähig, die feinen Tierhärchen reizen jedoch die empfindliche Afterhaut. Die Haut ist hier also besonders empfindlich und verletzlich.

5. Regel: Gründliche Analhygiene

Den After sollte man nach einem – körpergerechten – Stuhlgang am besten feucht reinigen. Am wirkungsvollsten ist ein lauwarmes Sitzbad nach der Stuhlentleerung – mit klarem Wasser ohne Zusätze. Ein Bidet oder auch eine Duschtoilette bieten hierfür die besten Voraussetzungen. Vor allem Frauen sollten darauf achten, eine Verschmutzung der Genitalregion mit Stuhlresten zu vermeiden.

Wenn eine Reinigung mit Wasser nach dem Stuhlgang tagsüber nicht möglich ist, so sollte zumindest abends der After abgeduscht werden. Waschen ohne Waschlappen, denn diese sind die besten Bakterien- und Pilzträger, – ohne Seifen und Shampoos, denn diese zerstören die natürliche Schutzschicht der Haut und begünstigen damit die Ansiedlung von Krankheitskeimen.

Beim Abtrocknen sollte man nicht reiben, sondern tupfen – mit einem weichen Handtuch oder mit weichem Toilettenpapier. Das Trocknen mit einem Föhn ist natürlich am schonendsten – vor allem bei einem bestehenden Afterhautausschlag.

Auf Reisen oder im Geschäft sind die Reinigungsmöglichkeiten natürlich beschränkt. Wir warnen hier jedoch vor dem so genannten feuchten Toilettenpapier, da dieses vielfach Substanzen mit Allergierisiko enthält.

Am einfachsten – und preiswertesten – sind zwei Zellstoff-Taschentücher. Bevor man die Toilette aufsucht, feuchtet man eines an. Nach der Stuhlentleerung säubert man sich mit regulärem Toilettenpapier, anschließend mit dem angefeuchteten Zellstoff-Taschentuch; mit dem zweiten wird der After dann abgetrocknet.

6. Regel: *Sport und Bewegung*

Eine sitzende Tätigkeit verursacht keine Hämorriden. Sind diese aber vorhanden, so kann längeres Sitzen – vor allem auf Kunststoffunterlagen – entsprechende Hämorridalbeschwerden auslösen.

Treppensteigen während der Bürostunden ist daher sicherlich gesünder als die Benutzung eines Fahrstuhls. Dies kommt außerdem dem gesamten Kreislauf zugute. Entgegen einem weit verbreiteten Irrtum begünstigt Radfahren das Auftreten von Enddarmbeschwerden nicht – im Gegenteil. Radfahren entlastet den Beckenboden – anders als z. B. beim Joggen und Tennisspielen. Es ist deshalb ein hervorragender Ausgleichssport, wenn man zu Enddarmbeschwerden neigt. Zweifellos am gesündesten ist aus proktologischer Sicht das Schwimmen. Zwingt der Beruf zu langen Autofahrten, so sollte zwischendurch immer wieder der Schließmuskel eingezogen, gehalten und dann entspannt werden. Hierzu bieten sich nicht nur Staus auf der Autobahn an, sondern auch rote Ampeln im Stadtverkehr (siehe 2. Regel: Afterübungen).

7. Regel: *Keine kühlen Sitzflächen*

Zwar kann das Sitzen auf kalten Unterlagen keine Hämorriden oder Fisteln verursachen. Die Erfahrung zeigt jedoch, dass bei bestehenden Hämorriden durch kalte Sitzflächen erstmals entsprechende Beschwerden ausgelöst oder auch verstärkt werden können. Ein Fell auf dem Autositz oder dem Bürostuhl schafft eine behagliche Temperatur für die Sitzfläche.

8. Regel: *Selbsthilfe nur kurzzeitig*

Bei plötzlich auftretenden Beschwerden besteht oft zunächst keine Möglichkeit, einen kompetenten Spezialisten zu konsultieren. In der Regel helfen bei starken Afterschmerzen eine kalte Dusche, die direkt auf den After gerichtet wird – oder auch ein Eisbeutel. Bei stärkerem Jucken sollte man möglichst nicht kratzen, sondern zunächst ein lauwarmes Sitzbad mit Kochsalz oder Kamille nehmen. Gegen die vorübergehende Anwendung von Cremes oder Analtampons (rezeptfrei in der Apotheke) ist sicher nichts einzuwenden. So genannte Hämorridenzäpfchen sind jedoch nicht hilfreich, da wirkungslos.
Kommt es jedoch innerhalb von vier Wochen nicht zu einer entscheidenden Besserung der Beschwerden oder treten diese erneut auf, so sollte der Arzt aufgesucht werden. Dies gilt vor allem bei Blutungen. Ein verantwortungsvoller Apotheker wird Sie darauf hinweisen. Äußerst problematisch ist die längere Anwendung von kortisonhaltigen Salben, die allerdings auch nicht ohne ärztliches Rezept zu erhalten sind.

9. Regel: *Bei Beschwerden zum Arzt*

Ein gesunder Enddarm macht sich nicht bemerkbar. Sobald jedoch nicht nur kurzzeitig Beschwerden auftreten, ist ein Arztbesuch geboten. Da sich auch hinter relativ harmlosen Beschwerden ernsthafte Erkrankungen verbergen können, kann eine alleinige Selbsthilfe lebensgefährlich sein. Dies gilt vor allem dann, wenn die Beschwerden bei längerer Selbstbehandlung immer wieder auftreten.

10. Regel: Krebsfrüherkennung und Krebsvorsorge

Enddarmerkrankungen zählen zu den häufigsten und unangenehmsten Leiden der zivilisierten Welt. Mastdarm- und Dickdarmkrebs sind zwar selten, gelten aber als zweithäufigste Krebserkrankung der westlichen Industrieländer. Deshalb ist die regelmäßige Untersuchung zur Krebsfrüherkennung eine der wirksamsten lebensverlängernden Maßnahmen: entweder ein jährlicher Test auf verstecktes (okkultes) Blut im Stuhl oder eine totale Darmspiegelung (Koloskopie, s. Seite 37) spätestens alle 5 Jahre.

Aber auch andere Enddarmleiden können immer wieder auftreten – unabhängig von der Kompetenz Ihres Arztes. Dies gilt vor allem für Hämorriden, da wir den hämorridalen Schwellkörper, aus dem sich bei entsprechender Veranlagung immer wieder Hämorriden bilden können, für die Stuhlkontrolle benötigen und daher nicht ausrotten dürfen.

Enddarm-Patienten wissen daher um die Notwendigkeit einer regelmäßigen Kontrolle. Auch wenn alles in Ordnung erscheint – oder gerade dann – ist eine jährliche Kontrolle des Enddarms angezeigt.

Nützlich zu wissen

Weiterführende Literatur

In dem vorliegenden Büchlein haben wir alle die Informationen zusammengetragen, die uns für unsere Leser aus unserer über 20-jährigen Erfahrung mit Enddarm-Patienten am Wichtigsten erscheinen. Darüber hinaus gibt es zu einzelnen Krankheitskomplexen detailliertere Patienten-Informationen. Besonders bei Darmentzündungen – Colitis ulcerosa und Morbus Crohn empfehlen sich folgende Ratgeber:

„Wirksame Hilfe bei Morbus Crohn und Colitis ulcerosa"
von F. Hartmann u. H. Jenss
Trias-Verlag Stuttgart 2001 (5. Auflage)

„Morbus Crohn / Colitis ulcerosa"
Hrsg. von der DCCV e.V.
Verlag Medpharm Stuttgart 1997

Es gibt eine große Zahl von Ratgebern zur Ernährung bei Enddarm- und Dickdarm-Problemen; leider liegen vielen völlig veraltete Vorstellungen, ja teilweise obskure Ideen zugrunde und vermitteln damit viel Falsches. Wir empfehlen daher, sich für Ernährungsinformationen zu den verschiedenen Problemen zu wenden an den

Berufsverband Deutscher Ernährungsmediziner e.V.
Reichsgrafenstr. 11
79102 Freiburg
Tel. 0761 – 78980 Fax 0761 – 72024
e-Mail: info@bdem.de webmaster@bdem.de

oder an das

Deutsche Ernährungs- und Informationsnetz (DEBInet)
Internet: www.ernaehrung.de

Ein gesunder, d. h. vor allem ein muskelkräftiger Beckenboden ist eine wesentliche Voraussetzung für einen gut funktionierenden Enddarm. Für ein sinnvolles Beckenbodentraining vermitteln zwei Bücher entsprechende Trainingsprogramme:

„Beckenbodengymnastik für Sie und Ihn"
– gezielte Übungen für jeden Tag –
von Heike Höfler, BLV München 2000
„Beckenboden – Das Training für mehr Energie" (inkl. CD)
von J. Lang-Reeves u. Th. Villinger

Proktologische Lehrbücher sind naturgemäß von Spezialisten für Ärzte verfasst; sie setzen daher entsprechendes medizinisches Wissen voraus. Für den Fall aber, dass der eine oder andere Leser sich intensiver mit einem Krankheitsbild beschäftigen möchte, empfehlen wir ihm das Lehrbuch:

„Aktuelle Proktologie"
von W. Brühl, V. Wienert, A. Herold
UNI-MED-Verlag Bremen 2002

Dazu wird Ihnen Ihr qualifizierter Proktologe sicher gern für weitere Informationen zur Verfügung stehen.

Selbsthilfegruppen

Gleiches Leiden verbindet Menschen miteinander. Im mitleidenden Gespräch lassen sich chronische Krankheiten leichter ertragen als alleine oder in der Familie. Darüber hinaus erfährt man von anderen gleich betroffenen Mitmenschen vieles, das den Umgang mit der eigenen Krankheit erleichtert. Dieser Grundgedanke der Selbsthilfegruppen ist alt; eine der Ersten ist die ILCO – eine Selbsthilfeorganisation für Menschen mit einem künstlichen Darmausgang.

Selbsthilfegruppen können in vielen Fällen ärztliche Hilfe ergänzen und intensivieren; sie leisten damit oft einen wesentlichen Beitrag für die Lebensqualität ihrer Mitglieder.

Selbsthilfegruppen sind vielfach nur örtlich oder regional organisiert; Deutschlandweit gibt es:

Für Menschen mit künstlichem Darmausgang oder künstlicher Harnableitung:
Deutsche ILCO e.V., Bundesgeschäftsstelle
Postfach 12 65 . 85312 Freising
Tel. 08161 – 934301 . Fax 08161 – 934304
e-Mail: info@ilco.de . Internet: www.ilco.de

Hilfe und Rat bei Inkontinenz:
GIH, Gesellschaft für Inkontinenzhilfe e.V.
Friedrich-Ebert-Str. 124 . 34119 Kassel
Tel. 0561 – 780604 . Fax 0561 – 776770
e-Mail: info@gih.de . Internet: www.gih.de

Bei entzündlichen Darmerkrankungen – Morbus Crohn und Colitis ulcerosa:
DCCV e.V.
(Deutsche Morbus Crohn/Colitis ulcerosa-Vereinigung)
Paracelsusstr. 15 . 51375 Leverkusen
Tel. 0214 – 87608-0 . Fax 0214 – 87608-88
e-Mail: info@dccv.de . Internet: www.dccv.de

Bei Fragen zur familiären Polyposis:
Familienhilfe Polyposis coli (FAP) e.V.
Bundesverband, Martina Heyer
Rüsingstr. 3 . 44894 Bochum
Tel. + Fax 0234 – 2397853

Auskunft rund um das Thema Krebs bei:
Deutsche Krebshilfe e.V.
Informationsdienst
Thomas-Mann-Str. 40 . 53111 Bonn
Tel. 0228 – 72990-0 . Fax 0228 – 72990-11
e-Mail: deutsche@krebshilfe.de . Internet: www.krebshilfe.de

Deutsche Krebsgesellschaft e.V.
Hanauer Landstr. 194 . 60314 Frankfurt
Tel. 069 – 630096-0 . Fax 069 – 630096-66
e-Mail: service@krebsgesellschaft.de
Internet: www.krebsgesellschaft.de

Krebsinformationsdienst (KID), Heidelberg
Tel. 06221 – 410121
Internet: www.krebsinformation.de

Darüber hinaus gibt es auch zu speziellen Problemen, z. B. für jüngere Patienten regionale Selbsthilfegruppen. Ihre Adressen werden in der Regel von den Gesundheitsämtern oder den Sozialämtern vermittelt. Auch die staatlichen Versorgungsämter, bei denen z. B. eine Erwerbsminderung beantragt werden kann, können hier weiterhelfen.

Enddarm-Spezialist in der Nähe

In Deutschland gibt es für das Gebiet der Proktologie bzw. der Koloproktologie keine ärztlichen Qualitätsnormen. Auch werden in den verschiedenen Weiterbildungsordnungen – den Ausbildungsrichtlinien für Fachärzte – die speziellen Kenntnisse, Erfahrungen und Fertigkeiten zur Behandlung von Enddarm- und Dickdarmerkrankungen nur höchst unzureichend vermittelt. So kann jeder Arzt – hält er sich selbst für ausreichend qualifiziert – sich als Proktologe oder Koloproktologe bezeichnen und jede proktologische Diagnostik und Therapie betreiben.

Damit stellt sich für den Patienten die Frage: Wo finde ich einen kompetenten Arzt für meine Probleme – einen Proktologen oder Koloproktologen?

Um dieser für Patienten, Krankenkassen und Versicherungen unguten Situation abzuhelfen, haben sich in Deutschland mehrere hundert Spezialisten im „Berufsverband der Coloproktologen Deutschlands e.V." zusammengeschlossen. Dieser Verband (BCD) nimmt nur Ärzte auf, die ihre Qualifikation mündlich und schriftlich nachgewiesen haben durch

- einen ganztägigen theoretischen Grundkurs mit schriftlicher Prüfung
- mehrwöchige Hospitationen in qualifizierten, vom Berufsverband anerkannten Institutionen
- eine 1-stündige mündliche Prüfung vor einem dreiköpfigen Prüfungs-Gremium

Um die Mitgliedschaft zu erhalten, muss regelmäßig die entsprechende Fortbildung nachgewiesen werden.

Patienten – und alle, die es nicht werden wollen – finden einen qualifizierten Spezialisten über den

Berufsverband der Coloproktologen Deutschlands e.V.
Prinzregentenstraße 121 . 81677 München
Tel.: 089 – 4708279 . Fax 089 – 4701809
e-Mail: info@coloproktologen.de
Internet: www.coloproktologen.de oder
         www.proktologe.de

Am einfachsten ist es über das Internet. Die Homepage des Berufsverbandes nennt Ihnen den qualifizierten Spezialisten in Ihrer Nähe.

Behandlungskosten

Prinzipiell sind die Behandlungskosten umso günstiger, je qualifizierter der Arzt ist. Er erkennt Krankheiten schnell und am sichersten; er weiß, wie Sie am besten, d. h. am effektivsten zu behandeln sind.

Die Kosten einer Krankenbehandlung hängen von vielen Faktoren ab. Von der Krankheit an sich, von ihren Ursachen, aber auch von ihren Symptomen und Beschwerden. Ist eine Behandlung ambulant möglich oder stationär notwendig? In welchem Krankenhaus wird operiert? Welche Untersuchungen sind für eine möglichst exakte Krankheitserkennung erforderlich?

Ärztliche Behandlung – Diagnostik, Therapie von Erkrankungen und ihre Verhütung – besteht in der Regel aus einer Vielzahl unterschiedlicher Einzelleistungen. Diese werden nach gesetzlichen Gebührenordnungen vergütet. Je nach Versichertenstatus, Behandlungsort und anatomischer Situation bestehen bei gleicher Leistung große Unterschiede. So beträgt das ärztliche Honorar für eine Eingangsuntersuchung bei Afterbeschwerden zwischen 20 Euro und 130 Euro (Inspektion, Austastung des Afters, After- und Mastdarmspiegelung). Für die Sanierung erstgradiger Hämorriden – je nach Zahl der Verödungen – zwischen 7 Euro und 100 Euro.

Proktologische Leistungen – auch kleinere und mittlere Operationen – werden heute in der Regel ambulant erbracht. Ein stationärer Aufenthalt ist für proktologische Untersuchungen nie und für Behandlungen nur bei sehr schwer wiegenden

Erkrankungen mit einem größeren operativen Eingriff angezeigt. Auch hieraus resultieren erhebliche Kostenunterschiede.

Denken Sie aber bitte auch daran, dass trotz höchster Qualifikation und größter Sorgfalt kein Arzt den Erfolg seiner Behandlung garantieren kann. Die körpereigenen Heilungskräfte
lassen sich durch noch so hohe ärztliche Kunst noch nicht
beeinflussen.
So haben Sie als Patient zwar Anspruch auf eine qualifizierte
ärztliche Leistung, nicht jedoch auf ein bestimmtes Behand-
lungsergebnis. Anders als mit Ihrem Handwerker – mit dem
Sie einen Werkvertrag abschließen –, schließen Sie mit Ihrem
Arzt – wie mit Ihrem Rechtsanwalt, Ihrem Architekten, Ihrem
Steuerberater – einen Dienstleistungsvertrag ab. Dies gilt so-
wohl für gesetzlich versicherte wie auch privat versicherte
Patienten.
Übrigens: Als Kassenpatient haben Sie – im Gegensatz zu
Privatpatienten – lediglich Anspruch auf ausreichende, zweck-
mäßige und wirtschaftliche Behandlungsverfahren, die das
Maß des Notwendigen nicht überschreiten dürfen (§ 12, So-
zialgesetzbuch). Verständlicherweise bedeutet dies, dass die
eine oder andere ärztliche Leistung nicht auf Kassen-Chip-
Karte erbracht werden darf, sondern zusätzlich bezahlt werden muss.

Proktologische Fachausdrücke

Abszess: Eiteransammlung im Gewebe
Afterdrüsen: 10–15 kleinste Drüsen zwischen innerem und äußerem Schließmuskel
Afterkrebs: bösartige Geschwulst im Analkanal oder am After
Afterriss: sehr schmerzhafter Defekt der Afterhaut
Aftervorfall: Heraustreten der Afterinnenauskleidung aus dem After bei sehr großen Hämorriden (3. und 4. Grades)
anal: den After betreffend
Analabszess: Eiterherd im Afterbereich
Analdehner: kegelförmiger Stab zur Dehnungsbehandlung des Afters
Analdrüsen: siehe Afterdrüsen
Analekzem: Entzündung der Haut im Bereich des Afters
Analfissur: siehe Afterriss
Analfistel: Eitergang zwischen Analkanal und Außenhaut (s. a. Fistel)
Analhaut: Innenauskleidung des unteren Analkanals und der Haut um den After herum (s.a. Anoderm)
Analkanal: letzter Teil des Verdauungskanals (3–5 cm); von den Schließmuskeln normalerweise verschlossen
Analkarzinom: siehe Afterkrebs
Analkrypten: kleinste, taschenförmige Vertiefungen im Analkanal
Analpapillen: kleine zackenartige Knötchen im Analkanal
Analpolyp: gutartige Gewebswucherung im Analkanal
Analstenose: Verengung des Afters
Analtampon: Zäpfchen mit Mullstreifen

Analthrombose: Blutgerinnsel in den Aftervenen
Anitis: Afterentzündung
Anoderm: siehe Analhaut
Anus: After, Darmausgang
Anus praeter: Kunstafter, künstlicher Darmausgang

Biopsie: Gewebsentnahme, z. B. aus dem Mastdarm bei der Darmspiegelung
Blut, okkultes: verstecktes, d. h. nicht sichtbares Blut im Stuhl

Coccygodynie: Steißbeinempfindlichkeit
Colonkarzinom: Darmkrebs
Condylomata acuminata: Feigwarzen
Colitis: Dickdarmentzündung
Colitis ulcerosa: geschwürige Dickdarmentzündung mit unbekannter
Ursache
Colon irritabile: Reizdarm, nervöser Dickdarm
Crohn'sche Krankheit: chronische Darmwandentzündung mit unbe-
kannter Ursache

Darmausgang, künstlicher: siehe Anus praeter
Darmkrebs: bösartige Wucherung im Dickdarm
Darmspiegelung: Untersuchung des Darms mit Rektoskop oder Ko-
loskop
Darmvorfall: Herausgleiten des Mastdarms aus dem After
Defäkation: Kotentleerung
Diarrhö: Durchfall
digitale Untersuchung: Untersuchung mit dem Finger
Divertikel: Schleimhautausstülpungen, besonders häufig im unteren
Dickdarm
Divertikulitis: Entzündung der Divertikel

Ekzem: chronische Entzündung der Haut, bei Hämorriden oft um
den After herum
Elektro-Chirurgie: Operieren mithilfe elektrischer Hitze, z. B. beim
Abtragen von Polypen
Enddarm: Mastdarm und After
Endoskopie: Spiegeluntersuchung innerer Organe, z. B. Darmspie-
gelung

Feigwarzen: gutartige Wucherungen der Afterhaut (Virusinfektion)

Fistel: Eitergang zwischen Entzündungsherd und Außenhaut oder innerem Organ

Geschwulst: allgemeiner Begriff für eine gut- oder bösartige Neubildung von Körpergewebe
Gummiring-Ligatur: schmerzloses Abbinden innerer Hämorriden

Haemocult-Test: Untersuchung des Stuhls auf nicht sichtbares Blut
Hämorridalleiden: Beschwerden bei krankhaft vergrößerten Hämorridalpolstern
Hämorridalpolster: normale Adergeflechte im After; notwendig für den Afterfeinschluss
Hämorriden: krankhaft vergrößerte Hämorridalpolster; führen zum Hämorridalleiden
hypertrophiert: vergrößert

Ileus: Darmverschluss
Inkontinenz: mangelhafte Stuhl- und Windkontrolle

Karzinom: bösartige Gewebswucherung, z. B. im Dickdarm, im Mastdarm, am After
Katzenzahn: bildhafte Benennung kleiner gutartiger Tumoren im Analkanal
Klistier: kleiner Einlauf
Klysma: Kurzeinlauf zur schnellen Säuberung des Enddarms, z. B. für eine Mastdarmspiegelung
Kolon: Dickdarm
Koloskop: Instrument zur Untersuchung des Dickdarms
Koloskopie: Spiegelung des Dickdarms
Konsistenz: Festigkeit, Beschaffenheit
Kontinenz: Fähigkeit, Stuhl und Winde zu kontrollieren
Krypte: Ausmündung der Analdrüsen, die zur Entzündung neigen
Kryptitis: Entzündung der Analkrypten

Laxantien: Abführmittel
Ligatur: siehe Gummiring-Ligatur
Lokalanästhesie: örtliche Betäubung

Mariske: harmlose Hautfalte am After
Mastdarm: Dickdarm-Abschnitt unmittelbar oberhalb des Analkanals

Morbus Crohn: siehe Crohn'sche Krankheit
Mykose: Pilzerkrankung

Obstipation: Verstopfung
okkultes Blut: siehe Blut, versteckt

Papille: warzenartige Erhebung
Passageverzögerung: Verlangsamung der Darmtätigkeit
pathogen: krankheitserregend
perianal: im Bereich des Afters
perianale Thrombose: neben dem bzw. am After gelegenes Blutgerinnsel
Peristaltik: Darmbewegung
Pilonidalsinus: siehe Steißbeinfistel
Pilzbesiedlung: siehe Mykose
Polyp: Geschwulst der Schleimhaut, gutartig
postoperativ: nach der Operation
Proctalgia fugax: flüchtiger Afterkrampf
Proktitis: Schleimhautentzündung im Enddarm
Proktologe: Arzt spezialisiert auf After- und Enddarmerkrankungen
Proktologie: Lehre von den After- und Enddarmerkrankungen
Proktoskopie: Enddarmuntersuchung mit einem kurzen Enddarm-Spiegel (Proktoskop)
Prolaps: Vorfall
Prophylaxe: vorbeugende Maßnahme
Prostata: Vorsteherdrüse, wird bei der Mastdarmaustastung des Mannes mit untersucht
Pruritus: Juckreiz, Hautjucken

Rektoskopie: Mastdarmspiegelung
Rektum: Mastdarm
Rektumkarzinom: Mastdarmkrebs
Rektumprolaps: Mastdarmvorfall
Rezidiv: Rückfall

Schleimhaut: Innenauskleidung des Verdauungskanals
Schließmuskel: Teil des Schließorgans
Schließorgan: komplizierte Organeinheit aus Schließmuskeln, Analhaut, Nerven, Adern und Drüsen zur Stuhlkontrolle
Sensibilität: Empfindlichkeit, z. B. für Schmerzen
Sigma: S-förmige Dickdarmschleife

Sigmoidoskopie: Spiegelung des S-förmigen Dickdarms mit einem beweglichen Sichtrohr (Sigmoidoskop)
Sinus pilonidalis: siehe Steißbeinfistel
Sitzbad: wichtige Heilmaßnahme bei Enddarmleiden
Sklerosierung: Verödung; Entfernung bzw. Verkleinerung innerer Hämorriden durch Einspritzen; schmerzlos
Sphinkter: Schließmuskel des Afters
Sphinkterinsuffizienz: Schließmuskelschwäche
Steißbeinfistel: Eitergang über dem Steißbein
Stenose: Schließmuskelverengung nach Operationen, bei Entzündungen und bei Abführmittel-Missbrauch
Stoma: siehe Anus praeter, Kunstafter
Suppositorien: Zäpfchen zum Einführen in den Enddarm
Symptom: Krankheitszeichen

Thrombose: schmerzhaftes Blutgerinnsel des äußeren Afters
Trichter-Anus: sehr tief im Gesäß liegender After; besonders anfällig für After-Entzündungen
Tumor: Geschwulst, gut- oder bösartig

Verödung: siehe Sklerosierung
Vorpostenfalte: narbig-derbe gutartige Wucherung bei einem Afterriss
Vorsteherdrüse: siehe Prostata

Abbildungsnachweis

Abb. 1:   modifiziert nach Salzmann, Enddarmerkrankungen. Trias Stuttgart 1991, S. 12.

Abb. 2:   modifiziert nach Brühl, Haemorrhoiden-Atlas für Patienten. Edition-Universa Bad Salzuflen 1993, S. 6 u. 7.

Abb. 3:   modifiziert nach Buchmann, Lehrbuch der Proktologie. 3. Auflage. Hans Huber Bern 1994, S. 120.

Abb. 4:   modifiziert nach Wienert & Mlitz, Einführung in die Proktologie. 2. Auflage. Schattauer Stuttgart 1995, S. 8 u. 9.

Abb. 5:   modifiziert nach Buchmann, Lehrbuch der Proktologie..., S. 8.

Abb. 6:   modifiziert nach Salzmann, Enddarmerkrankungen..., S. 23.

Abb. 7:   modifiziert nach Salzmann, Enddarmerkrankungen..., S. 23.

Abb. 8:   modifiziert nach Salzmann, Enddarmerkrankungen..., S. 23.

Abb. 9:   modifiziert nach Wienert & Mlitz, Einführung in die Proktologie..., S. 24.

Abb. 10:   modifiziert nach Wienert & Mlitz, Einführung in die Proktologie..., S. 15

Abb. 11:   modifiziert nach Brühl, Haemorrhoiden-Atlas für Patienten..., S. 47.

Abb. 12:   modifiziert nach Brühl, Haemorrhoiden-Atlas für Patienten..., S. 31.

Abb. 13:   modifiziert nach Brühl, Haemorrhoiden-Atlas für Pa-
            tienten..., S. 21.
Abb. 14:   modifiziert nach Brühl, Haemorrhoiden-Atlas für Pa-
            tienten..., S. 23.
Abb. 15:   modifiziert nach Kügler, Praktische Proktologie. Thieme
            Stuttgart 1976, S. 47.
Abb. 16:   modifiziert nach Brühl, Haemorrhoiden-Atlas für Pa-
            tienten..., S. 57.
Abb. 17:   Eigener Entwurf.
Abb. 18:   modifiziert nach Wienert & Mlitz, Einführung in die
            Proktologie..., S. 31 u. 32.
Abb. 19:   modifiziert nach Thomas & Körner, Proktologie. VEB.
            Gustav Fischer Jena 1980, S. 122.
Abb. 20:   modifiziert nach Neiger, Atlas der praktischen Prokto-
            logie, 3. Auflage Hans Huber Bern, S. 40 u. 41
Abb. 21:   modifiziert nach Kirsch & Nagel, »Proktologie in der
            Praxis« Perimed Fachbuch Erlangen, 1985, S. 35.
Abb. 22:   modifiziert nach Wienert & Mlitz, Einführung in die
            Proktologie..., S. 21.
Abb. 23:   Eigener Entwurf.
Abb. 24:   modifiziert nach Wienert & Mlitz, Einführung in die
            Proktologie..., S. 26.
Abb. 25:   modifiziert nach Brühl, Haemorrhoiden-Atlas für Pa-
            tienten..., S. 27.
Abb. 26:   modifiziert nach Wienert & Mlitz, Einführung in die
            Proktologie..., S. 29.
Abb. 27a: Eigener Entwurf.
Abb. 27b: modifiziert nach Wienert & Mlitz, Einführung in die
            Proktologie..., S. 35.
Abb. 28:   modifiziert nach Jenss & Hartmann, Wirksame Hilfe bei
            Morbus Crohn und Colitis ulcerosa, 6. Auflage, Trias
            Stuttgart 2002, S. 122
Abb. 29:   modifiziert nach Brühl, Haemorrhoiden-Atlas für Pa-
            tienten..., S. 35.
Abb. 30:   modifiziert nach Wienert & Mlitz, Einführung in die
            Proktologie..., S. 44.
Abb. 31:   modifiziert nach Brühl, Haemorrhoiden-Atlas für Pa-
            tienten..., S. 37.
Abb. 32:   modifiziert nach Brühl, Haemorrhoiden-Atlas für Pa-
            tienten..., S. 39 u. 40.

Abb. 33:   modifiziert nach Thomas & Körner, Proktologie...,
           S. 168.
Abb. 34:   modifiziert nach Thomas & Körner, Proktologie...,
           S. 104.
Abb. 35:   modifiziert nach Brühl, Haemorrhoiden-Atlas für Pa-
           tienten..., S. 83.
Abb. 36:   modifiziert nach Brühl, Haemorrhoiden-Atlas für Pa-
           tienten..., S. 82.
Abb. 37:   modifiziert nach Brühl, Haemorrhoiden-Atlas für Pa-
           tienten..., S. 77.
Abb. 38:   modifiziert nach Brühl, Haemorrhoiden-Atlas für Pa-
           tienten..., S. 67.

Stichwortverzeichnis

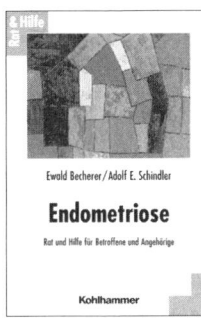

Ewald Becherer / Adolf E. Schindler

Endometriose

Rat und Hilfe für Betroffene und Angehörige

Kohlhammer

EWALD BECHERER
ADOLF E. SCHINDLER (HRSG.)

Endometriose

*Rat und Hilfe für Betroffene
und Angehörige*

2002. 160 Seiten mit 8 Abb.
und 3 Tab. Kart. € 15,–
ISBN 3-17-016837-1

In verständlicher Sprache wird das Krankheitsbild der Endometriose dargestellt und dabei auf die Ursachen, die Erscheinungsformen, die Zusammenhänge mit dem Immunsystem und der Umwelt, die verschiedenen Beschwerden und die Diagnostik eingegangen. Anschließend beschreiben die Autoren unterschiedliche Behandlungsmöglichkeiten. Weitere Kapitel liefern Informationen zu sozialen Aspekten und der Selbsthilfe-Vereinigung, ein Glossar medizinischer Fachbegriffe, Literaturempfehlungen und eine Reihe wichtiger (Internet-)Adressen.

Durch die gemeinsame Darstellung schulmedizinischer, naturheilkundlicher und alternativer Behandlungsmöglichkeiten sowie der Beschreibung von Wechselwirkungen zwischen Körper, Psyche und Umwelt ermöglicht dieser Ratgeber einen ganzheitlichen Zugangsweg zur Endometriose und schlägt eine Brücke zwischen den unterschiedlichen Therapieansätzen.

Dr. med. Ewald Becherer

ist Chefarzt der Abteilung Gynäkologie der Rheingau-Taunus-Klinik in Bad Schwalbach.

Prof. Dr. Adolf Schindler

war Direktor der Universitätsfrauenklinik Essen und leitet das Institut für Medizinische Forschung und Fortbildung in Essen. Er ist Vorstandsmitglied der Stiftung Endometrioseforschung und Vizepräsident des Europäischen Endometriose Informations Center (EEIC).

Die Autoren

der verschiedenen Fachbeiträge sind Experten in der jeweiligen Therapierichtung.

W. Kohlhammer GmbH
70549 Stuttgart

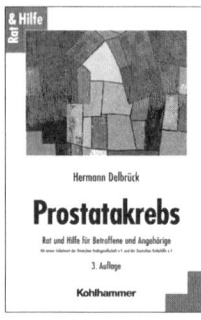

HERMANN DELBRÜCK

Prostatakrebs

*Rat und Hilfe für Betroffene
und Angehörige*

3. überarb. und erw. Auflage 2002
268 Seiten mit 6 Abb. und 5 Tab. Kart.
€ 16,80
ISBN 3-17-016991-2

- Wie kommt es eigentlich zu Prostatakrebs?

- Welche Therapiemöglichkeiten gibt es?

- Wann kommt es zu Inkontinenz, wann zu Impotenz?

- Welche Störungen können nach der Hormontherapie,
  nach der Strahlentherapie und nach der Chemotherapie auftreten?

- Wie macht sich eine Wiedererkrankung bemerkbar?
  Was kann man gegen eine Wiedererkrankung tun?

- Welche Nachsorgeuntersuchungen sind nötig?

- Welche Konsequenzen ergeben sich für die Familie und für den Beruf?

Diese und zahlreiche andere häufig gestellte Fragen werden in dem vorliegenden Buch klar und verständlich nach dem neuesten Stand der Medizin beantwortet. Es soll allen Prostatakrebspatienten sowie den Mitbetroffenen aus Familie und Freundeskreis eine wertvolle Hilfe im Umgang mit der Krankheit sein.

Der Autor:

Professor Dr. Hermann Delbrück, Arzt für Hämatologie/Onkologie und Rehabilitationsmedizin, ist Leiter einer großen onkologischen Rehabilitationsklinik in Wuppertal-Ronsdorf und Hochschullehrer für Innere Medizin und Sozialmedizin.

W. Kohlhammer GmbH
70549 Stuttgart